Franz Hartmann

Die Medizin des Theophrastus Paracelsus von Hohenheim

Vom wissenschaftlichen Standpunkte betrachtet

SEVERUS Verlag

Hartmann, Franz: Die Medizin des Theophrastus Paracelsus von Hohenheim. Vom wissenschaftlichen Standpunkte betrachtet.
Hamburg, SEVERUS Verlag 2010.
Nachdruck der Originalausgabe von 1899.

ISBN: 978-3-86347-007-4
Druck: SEVERUS Verlag, Hamburg, 2010

Der SEVERUS Verlag ist ein Imprint der Diplomica Verlag GmbH.

Bibliografische Information der Deutschen Nationalbibliothek:
Die Deutsche Nationalbibliothek verzeichnet diese Publikation in der
Deutschen Nationalbibliografie; detaillierte bibliografische Daten sind
im Internet über http://dnb.d-nb.de abrufbar.

SE**V**ERUS
Verlag

Vorrede.

Das folgende Werk ist das Resultat eines Versuches, die Grundlehren des Theophrastus Paracelsus in Bezug auf die Heilkunde und Heilkunst in einer der modernen Auffassungsweise entsprechenden Form deutschen Lesern, welche ein Verständnis dafür besitzen, vorzulegen, und dadurch der wahren medizinischen Wissenschaft einen Dienst zu erweisen. Hierzu wurde der Verfasser besonders dadurch ermutigt, dass ein von ihm in englischer Sprache verfasstes ähnliches Werk in England und Amerika grossen Beifall gefunden hat. Die Originalwerke von Paracelsus sind nicht nur sehr umfangreich und erfordern ein jahrelanges Studium zu ihrem Verständnisse, sondern auch in Form und Ausdrucksweise den modernen Ansprüchen nicht angemessen, und wem es mehr um den Kern der Sache selbst, als um die äussere Schale zu thun ist, dem dürfte dieser Grundriss willkommen sein, der zugleich auch als ein zweiter

Band zur Ergänzung zu dem bereits erschienenen Werke über die Lehren des Paracelsus über Kosmologie, Anthropologie, Pneumatologie u. s. w. zu dienen bestimmt ist.

Es giebt dreierlei Ansichten über Paracelsus. Diejenige von unwissenden Menschen, welche irgendwo gehört oder gelesen haben, dass er ein Charlatan gewesen sei, und sich nun einbilden, dies zu wissen; dann die Meinung derjenigen, welche von seinen Schriften nicht viel wissen oder verstehen, aber glauben, dass die Errungenschaften der modernen Medizin viel grösser seien, als zu Zeiten des Paracelsus, und ferner diejenigen, welche den Geist seiner Schriften erfasst haben, und wissen, dass seine Heilkunst sich auf einer Höhe befindet, zu der die Wissenschaft unserer Akademien wohl erst in kommenden Jahrhunderten hinaufwachsen wird. Welche von diesen drei Meinungen die richtige ist, darüber möge der verständige Leser sich selbst ein Urteil bilden.

Nach unserer Ansicht verhält sich die Medizin des Paracelsus zur heutigen medizinischen Wissenschaft geradeso wie die wahre, der göttlichen Selbsterkenntnis entsprungene Religion zu einer blinden, auf verkehrter und materialistischer Weltanschauung und Aberglauben beruhenden, geistlosen Scheinreligion, und wie eine Religion ohne Gotteserkenntnis, so ist eine medizinische Wissenschaft ohne Erkenntnis der Wahrheit ein Fluch für das ganze Menschengeschlecht. Möge das Studium der Lehren des Paracelsus dazu dienen, den bereits allgemein bemerkbaren Rückschritt der Medizin zu hemmen, dem auf hochmütiger Nichtswisserei gegründeten medizinischen Aberglauben unserer Zeit eine Grenze zu setzen, und denjenigen, welche von Gott zum ärztlichen Stande berufen sind, als Wegweiser dienen, um zu jener Höhe der Vollkommenheit zu gelangen, auf der der Mensch die in ihm schlummernden göttlichen Kräfte erkennt, und sie zum Wohle aller Geschöpfe ausüben kann!

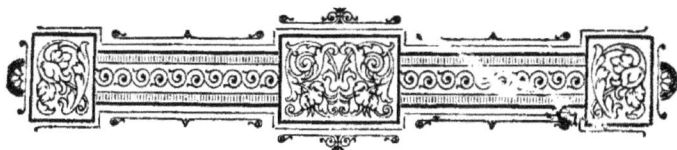

I.

Einleitung.

„Diejenigen, welche meinen, dass die Heilmethode
des Theophrastus Paracelsus auf einem System von
Aberglauben beruhe, welcher heutzutage „ein über-
wundener Standpunkt" sei, werden, wenn sie seine
Lehren kennen lernen, zu der Überzeugung kommen,
dass dieselben auf einem höheren Grade von Erkenntnis beruhen, welchen wir noch nicht erreicht
haben, den wir aber zu erlangen hoffen."

Dr. med. M. B. Lessing.

Wenn wir in den modernen Werken über
Medizin nachschlagen, um zu sehen, was man
eigentlich unter „Krankheit" versteht, so finden
wir die merkwürdigsten Definitionen dieses
Wortes. In dem einen wird behauptet, dass
es Abwesenheit von Wohlbefinden sei, ein
anderer bezeichnet es als „Schmerz", und wieder
andere sagen, dass man über dieses rätselhafte
Ding gar nichts mit Bestimmtheit sagen könne,
da gewisse Erscheinungen sowohl bei Kranken
als Gesunden auftreten können.*) Lassen wir

---

*) Quain, „Dictionary of Medicin."
Paracelsus II.

aber die gelehrten Spitzfindigkeiten beiseite, und fragen wir die gesunde Vernunft, so sagt sie uns, dass Gesundheit in der Harmonie des ganzen Organismus, und Krankheit in einer darin erfolgten Störung oder Disharmonie besteht. Ordnung ist das Gesetz des Geistes in der Natur. Wo dieses Gesetz in Wirksamkeit ist, da herrscht Ordnung, Gesundheit und Harmonie. Krankheit ist ein Zustand der Unordnung, eingetreten infolge irgend eines Widerstandes gegen das Gesetz des Ganzen. Wo das Gesetz, welchem ein einzelner Teil eines Organismus gehorcht, mit dem Gesetze, welches das Ganze beherrscht, im Widerspruch steht, da tritt Unordnung ein, im einzelnen Geschöpfe sowohl als im socialen Leben, im Staate und in der grossen Natur.

Die richtige „Medizin" ist die Kunst, die entstandene Unordnung aufzuheben, damit wieder Ordnung eintreten kann. Dieser Kunst, Kranke gesund zu machen, kann die Wissenschaft hilfreich zur Seite stehen, aber nicht ihre Stelle vertreten. Wo es am Können fehlt, da ist mit dem Wissen vieler, wenn auch noch so gelehrter Theorien, dem Kranken nichts gedient, und wenn diese Theorien falsch sind, so dienen sie nur dazu, die eigene klare Einsicht zu trüben. Deshalb sagt auch ein altes Sprichwort ganz richtig: „Je gelehrter, desto verkehrter." Wer ohne eigene Einsicht sich nur in dem Gedankenkreise bewegt, den andere ihm vorgezeichnet haben; wer nur die Gedanken anderer Menschen denkt, der erlangt schwerlich die Fähigkeit, das Wahre selbst zu erkennen.

Von einer ärztlichen Kunst ist heutzutage selten die Rede; man spricht nur mehr von dem ärztlichen Wissen; aber ebensowenig als ein talentloser Anstreicher durch Erlernung des Mischens der Ölfarben zum akademischen Maler gemacht werden kann, kann ein Mediziner ohne angeborenes Talent und eigene Einsicht, selbst wenn er durch Übung einige Geschicklichkeit erlangt, ein wirklicher Arzt werden. Er kann wohl eine Heilkunde, nicht aber die Kunst des Heilens erlernen.

Die moderne Medizin ist auf grosse Abwege geraten. Die vom Staate privilegierten und in ihren Selbstinteressen geschützten Klassen fangen wieder an, wie zu der Zeit als Paracelsus lebte, den Kranken gegenüber nicht mehr als Helfer, sondern feindlich als Tyrannen, aufzutreten. Sie vergessen, dass die Ärzte wegen der Kranken und nicht die Kranken der Ärzte wegen vorhanden sind, und dass die Menschen sowohl als die Tiere eine höhere Bestimmung haben, als zu Versuchsobjekten zur Befriedigung der wissenschaftlichen Neugierde zu dienen. Wohl giebt es auch unter den Ärzten noch Menschen, die nicht nur Gelehrte, sondern auch Menschen sind, nicht nur im Kopfe, sondern auch im Herzen Leben haben; aber die Zahl derjenigen, welchen jedes Gefühl für die Heiligkeit des Lebens abhanden gekommen ist, scheint täglich zuzunehmen. Vor alten Zeiten war die Medizin eine heilige Wissenschaft; die Ärzte wurden unter den Weisen gesucht, welche geistige Selbsterkenntnis besassen und das wahre Wesen der Menschennatur erkannten. Da war der Arzt Priester und Arzt in einer Person.

Im Laufe dieses Jahrhunderts ist die ärztliche Wissenschaft im Sumpfe der materialistischen Weltanschauung versunken, und hat damit den Schlüssel zur Erkenntnis des Wahren verloren. Ihr Gott ist der für sie seelenlose Körper des Menschen, das Studium der darin auftretenden Lebenserscheinungen, deren Grundursache sie nicht kennt und nicht kennen will, das höchste Ziel ihres Strebens. Wie aber ein Mensch, dessen ganzes Empfinden und Denken nur auf einen einzigen Gegenstand gerichtet ist, schliesslich die Natur dieses Gegenstandes annimmt, so werden auch diejenigen, deren höchstes Ideal der geistlose Kadaver ist, schliesslich selbst zu geistlosen Kadavern. Diesem Umstande ist die immer mehr auftretende Verrohung unter wissenschaftlich gebildeten Medizinern zuzuschreiben, welche allen Eingeweihten wohl bekannt ist, wenn sie sich auch in nichtärztlichen Kreisen unter dem Mantel konventioneller Höflichkeit verbirgt.

Ausserdem aber ist die Folge der allgemein zunehmenden Entheiligung und Entwürdigung der medizinischen Wissenschaft, in welcher Monstrositäten, wie z. B. die Vivisektion, Malthusianismus, Legalisierung der Prostitution, Impfzwang, „schwarze Magie" u. s. w. Eingang gefunden haben, dass sie vielfach nur mehr als ein Mittel zur Beförderung des Ehrgeizes und zu materiellen egoistischen Zwecken dient. Der Kampf ums Dasein unter den Ärzten ist ein Kampf um zahlungsfähige Patienten und um den Ruf, der sie anlocken kann. Deshalb hat auch unter den Medizinern ein nicht mehr zu leugnendes Strebertum Platz gegriffen, wobei es dem Einzelnen nicht sowohl darum zu thun ist, etwas zu schaffen, das dem allgemeinen Wohle nützlich ist, als vielmehr irgend etwas

neues, wenn auch noch so Verkehrtes, zum
Vorschein zu bringen, um die Welt für kurze
Zeit in Erstaunen zu setzen, und sich damit
einen „Namen" zu machen.

Wir begrüssen mit Freuden jede Entdeckung
auf dem Gebiete der Wissenschaft, welche der
Menschheit Nutzen bringen kann, und indem wir
die Geschwüre aufdecken, welche im ärztlichen
Stande immer mehr überhand nehmen und ihn
ins Verderben stürzen, bringen wir nur diesen
Geschwüren, nicht aber dem Stande selbst
unsere Verachtung dar; vielmehr suchen wir
dem ärztlichen Stande nützlich zu sein, indem
wir ihn auf den erhabenen Standpunkt auf-
merksam machen, von welchem Theophrastus
Paracelsus, der Vater der modernen Heilkunde,
die ärztliche Kunst und Wissenschaft betrachtet
hat. Wir wünschen, dass allen Kurpfuschereien
dadurch ein Ende gemacht werde, dass der
ärztliche Stand durch seinen inneren Wert,
nicht aber durch eine übelangebrachte Protek-
tion seiner Irrtümer, sich zu jener erhabenen
Stellung erhebe, die ihm von Rechts wegen
gebührt. Hierzu aber bedarf es noch etwas
anderem als der blossen Kenntnis des Kadavers
und der darin stattfindenden materiellen Vorgänge; es ist hierzu eine Kenntnis des eigent-

lichen Wesens des Menschen nötig, und diese
Erkenntnis der höheren Menschennatur wird
nur durch die eigene Veredlung erlangt.

Jeder Lebensthätigkeit in den sichtbaren
Formen liegt das Vorhandensein unsichtbarer
Prinzipien zu Grunde; aber ein Prinzip kann
nur durch sich selbst erkannt werden; ein
prinzipienloser Mensch hat kein Verständnis
für die Offenbarungen der Prinzipien in der
Natur, insofern als er dieselben nicht selber
besitzt. Die moderne Medizin hat, verblendet
durch ihre Hingebung an die Beobachtung
körperlicher Erscheinungen, die Einsicht in die
allen Erscheinungen zu Grunde liegenden
ewigen Prinzipien verloren. Sie sieht nur die
äusserlichen Formen, aber erkennt nicht den
formenbildenden Geist. Sie sieht die Äusserungen der Thätigkeit des Lebens, aber
von der alles bewegenden Kraft des Lebensprinzips in der Natur weiss sie nichts, weil es
nur geistig erkannt werden kann. Sie bewegt
sich heute gänzlich auf dem Boden einer
geist- und prinzipienlosen Materialität, in welcher
sie vielleicht schon zu Grunde gegangen wäre,
wenn nicht der Bacillus als Retter aufgetreten
wäre, um sie auf höhere Bahnen zu lenken,
auf welchen sie schliesslich finden kann, dass

alle Lebenserscheinungen Offenbarungen des einen Lebens im Weltall sind, und dieses eine Ausstrahlung des göttlichen Geistes ist, der in allen Wesen und folglich auch in den Ärzten selber verborgen ist. Würde dies auf unsern medizinischen Schulen gelehrt, dann würde eine neue Generation von Ärzten entstehen, die, anstatt beständig gegen den heiligen Geist zu sündigen, diesen Geist der Wahrheit in sich selbst erkennen würden. Dann würde die Prophezeiung sich erfüllen können, in welcher es heisst: „Es wird die Zeit kommen, in welcher der Arzt selber das Heilmittel für die Kranken sein wird." Dies wird aber nicht geschehen, solange der Mensch sein Heil nur in äusserlichen Dingen sucht, und die ihm innewohnende Gottheit nicht anerkennen will. Auch kann die Gottheit nur in der Menschheit des Menschen offenbar werden, und wenn der Mensch sich von der Quelle der Wahrheit entfernt und das Gefühl der Menschlichkeit und Barmherzigkeit in seinem Herzen unterdrückt, so ist es nicht nur mit seiner Göttlichkeit, sondern auch mit seiner Menschheit zu Ende. Der vertierte Mensch wird zur Bestie; er kann wohl ein grausamer und habsüchtiger privilegierter Schinderknecht, ein Sohn des Teufels,

aber kein Sohn Gottes und der Retter der
Menschheit sein.

Dies ist die Stufe, auf welcher manche von
unsern medizinischen Autoritäten stehen. Aber
die Natur schafft sich selbst, wo das Übel am
grössten ist, ein Heilmittel gegen die in ihr
auftretenden Krankheiten. Die Verirrungen der
vom Staate geschützten und zum Morden privilegierten Jünger Äskulaps gaben Veranlassung
zur Entstehung einer stets wachsenden Klasse
von „Naturheilkundigen", welche der Ansicht
ist, dass es sich bei der Heilung von Krankheiten mehr um gesunde Vernunft und klaren
Menschenverstand, als um eine eingehende
Kenntnis von nutzlosen und sich oft wider-
sprechenden Theorien handle, und dass eine
Theorie, welche der Vernunft widerspricht,
nichts anderes als eine Irrlehre sein kann. Sie
können als ein Schutz des Publikums gegen
die Ärzte, welche gewisse zur Mode gewordene
Albernheiten der Menschheit gewaltsam auf-
drängen wollen, betrachtet werden. Ihr Dasein
ist ein Resultat der Notwendigkeit, und sie
werden verschwinden, wenn die ärztliche Wissenschaft wieder auf den Weg der Vernunft und
Gerechtigkeit zurückkehren wird. Geschieht
dies nicht, so werden diejenigen, welche natür-

liche Ärzte sind, an die Stelle der künstlich
gezüchteten Pfuscher treten.

Die natürliche Begabung ist, wie auch Paracelsus sagt, die erste Bedingung zur Ausübung
der ärztlichen Kunst; alles übrige ist nur ein
Hilfsmittel für dieselbe. Wo die Begabung
fehlt, da ist alle Dressur nicht hinreichend, um
einen tüchtigen Arzt zu schaffen. Die Stellung
der Naturärzte ist eine viel schwierigere, als
die der privilegierten Doktoren. Die letzteren
sind in weitem Masse gegen die Folgen ihrer
Missgriffe geschützt und können ihre Unwissenheit hinter ihren Diplomen verstecken. Die
ersteren geniessen dieses Privilegium nicht und
sind dabei von hundert neidischen Argusaugen
der Privilegierten überwacht. Da dient das
geringste Versehen eines Naturarztes dem privilegierten Kurpfuscher als ein willkommener
Vorwand, seinem nichtprivilegierten Kollegen
den Prozess zu machen. Unter diesen Umständen ist es leicht denkbar, dass im allgemeinen nur jene, welche von der Natur eine
Begabung zur Heilkunst besitzen, d. h. geborene
Ärzte sind, sich diesem undankbaren Berufe
widmen, während eine Menge nicht Berufener
sich der vorgeschriebenen Dressur unterwerfen,
um dadurch ein Mittel zu erlangen, sich auf

bequeme Art Ansehen und Reichtum zu verschaffen. Dass es auch unter den Nichtprivilegierten talentlose Leute giebt, unterliegt keinem
Zweifel. In allen Fällen ist der Erfolg die
einzige sichere Autorität, die über die Qualifi-
kation eines Arztes entscheiden kann.

Der intellektuelle Fortschritt kann nicht
ohne die schrecklichsten Folgen von dem Fortschritte in der Moral getrennt werden. Durch
die Wiedereinführung der schwarzen Magie
unter dem Namen „Hypnotismus" und „Suggestion", des Vampirismus unter dem Namen
„Heilmagnetismus" u. s. f. hat die medizinische
Wissenschaft einen Übergriff auf ein Gebiet
gemacht, welches zu betreten sie noch nicht
die moralische Reife hat. Sie macht sich da
mit geistigen Kräften zu schaffen, deren Gesetze sie nicht kennt, und so kommt es denn
häufig vor, dass sie damit kleine und oberflächliche Leiden beseitigt, während sie, ohne
es zu wissen, unheilbare Übel schafft. Tausende
fallen täglich auf diesem Gebiete der wissenschaftlichen Neugierde zum Opfer, und Tausende
bezahlen die Beseitigung eines kleinen Übels
mit dem Verluste ihrer geistigen Individualität
und Unsterblichkeit. Die höheren, „magischen",
Kräfte im Menschen sind nur für den Gebrauch

der Weisen bestimmt; der unverständige Thor richtet durch sie oft unermesslichen Schaden an.

Für den wirklichen Arzt ist die Medizin eine göttliche Kunst und eine heilige Wissenschaft, die zu keinen unedlen Zwecken missbraucht werden soll, und sich auch keiner verabscheuungswürdigen Mittel bedienen darf; denn der Zweck kann das Mittel nicht heiligen, wenn es an sich selbst teuflisch ist. Der wirkliche Arzt betrachtet seinen Beruf als ein ihm zum Wohle der Menschheit, und nicht zum Zwecke der Beutelschneiderei, übertragenes Amt; für den Pfuscher, sei er nun als „Arzt" vom Staate beglaubigt oder nicht, ist die Medizinirerei ein Erwerbszweig und nicht selten ein Mittel zum Betrug. Der einsichtsvolle erleuchtete Arzt kennt die Kraft, aus der alle Kräfte entspringen; er wird Herr der Natur, indem er die Naturgesetze erkennt und denselben gemäss handelt; er hebt die Krankheitsursachen auf, und damit verschwinden die äusserlichen Symptome derselben. Der Pfuscher in seinem Eigendünkel bildet sich ein, die Gesetze der Natur umändern und verbessern zu können; er handelt gegen die Natur und lässt den Kranken die Folgen davon büssen. Er richtet sein ganzes Augenmerk auf die Unterdrückung äusserlicher Symptome, und ruft dabei mit seinen verkehrten Mitteln oft noch weit schlimmere, wenn auch vielleicht nicht sogleich äusserlich sich zeigende, innerliche Krankheitszustände hervor.

Dies kann sowohl bei privilegierten als auch bei nicht privilegierten Ärzten vorkommen; wir haben es hier nicht mit einzelnen Fällen oder Personen, sondern mit Systemen zu thun. Jeder Okkultist aber weiss, dass das moderne officielle System auf eine gänzliche Unkenntnis der wahren Menschennatur und ihrer verborgenen Kräfte, sowie auf eine verkehrte Beurteilung der Naturgesetze, welche in ihr wirken, gegründet ist. Viele von den sogenannten „Errungenschaften" sind nicht nur wertlos, sondern gereichen der Menschheit geradezu zum Verderben, und werden, wenn eine bessere Einsicht unter den Ärzten eintritt, ebenso wie die Albernheiten vergangener Jahrhunderte, die man auch für „Errungenschaften" hielt, ein Gegenstand des Bedauerns oder des Spottes sein. Für den Nichteingeweihten wäre es geradezu unglaublich, wenn man ihm die Zahl der Opfer, welche täglich dem Moloch der „medizinischen Wissenschaft" geliefert werden, nennen würde. Glücklich derjenige, welcher schnell durch „ärztliche Hilfe" vom Leben zum Tode befördert wird, im Vergleiche mit den Tausenden, denen schon in frühester Jugend unheilbare Krankheiten eingeimpft werden, oder die infolge ärztlichen Unverstandes langsam physisch und moralisch zu Grunde gehen.

Die wahre medizinische Wissenschaft und die Religion sind unzertrennlich miteinander verbunden. Das Wort „Religion", in seinem wahren Sinne, bedeutet die durch eigene innerliche Erfahrung zu erlangende Erkenntnis der Wahrheit, und es versteht sich von selbst, dass es ohne Erkenntnis des Wahren auch keine wahre medizinische Wissenschaft geben kann. Um aber zur Erkenntnis der höheren, religiösen Begriffe und Gesetze zu gelangen, dazu genügt es nicht, sich mit der blossen Betrachtung und Untersuchung oberflächlicher Erscheinungen in der Natur zu begnügen, sondern es ist dazu nötig, dass der Forschende selbst auf einen höheren Standpunkt gelange. In ihm selbst muss sich sein höheres geistiges Bewusstsein und damit auch seine geistige Empfindung, Wahrnehmung und Erkenntnis entfalten, weil das Innere und Geistige in der Natur nur innerlich und geistig erfasst und begriffen werden kann. Ein Arzt sollte deshalb nicht nur ein Gelehrter, sondern vor allem ein Weiser sein. Im menschlichen Gemüte selbst liegt die Kraft zum Wahrnehmen, Sammeln und Ordnen von Ideen. In ihm selbst liegt die Kraft, das Wahre zu erkennen, und er bedarf hierzu keiner Bücher oder des Glaubens an Autoritäten. Alle diese Dinge sind nur Notbehelfe für diejenigen, die noch nicht reif für die Selbsterkenntnis der Wahrheit sind. Wer die Wahrheit selber erkennt, und in wem sie offenbar wird, dem wird es gleichgiltig sein, was dieser oder jener Theoretiker gedacht oder behauptet hat. Nicht darin, dass man weiss, was ein anderer Mensch geglaubt hat, sondern in dem eigenen Empfinden und Wahrnehmen des Wahren besteht die wahre Erkenntnis.

Der erste und höchste Zweck eines jeden nach wahrem Wissen strebenden Menschen sollte sein, zu sich selbst zu kommen, das Wahre in sich selber zu finden. Dann würde ihm auch alles andere offenbar werden. Aber wir leben in einer Periode, die nur Wenigen Zeit übrig lässt, sich selber zu finden. Man lebt beständig ausser sich in einer von andern Menschen geschaffenen Gedankenwelt, und der Studierende der Medizin ist genötigt, sein Hirn mit dem dümmsten, wertlosesten und verkehrtem

Zeug vollzupfropfen, damit er sein Examen
bestehen kann, wenn er auch dabei völlig von
dessen Wertlosigkeit überzeugt ist. Einen
eigenen Gedanken zu haben, ist erfahrungs-
gemäss auf den meisten unserer Universitäten
verpönt. Da wird nur nach der Schablone
vorgegangen, und anstatt Ärzte werden Auto-
maten gebildet. So geht aus unseren medizinischen Schulen ein Heer von Henkern und
Giftmischern hervor, welche der Ruin der
Menschheit wären, wenn sich nicht doch noch,
trotz aller Scholastik und Dogmatik, bei einem
gewissen Procentsatze die Vernunft geltend
machen würde, die aber oft erst nach lang-
jährigen Erfahrungen zu ihrem Rechte gelangt.

Wir überlassen es jedem Leser, selbst zu
urteilen, inwiefern die folgenden von Paracelsus
gesprochenen Worte auf die jetzige Generation
unserer Ärzte passen:

„Ihr habt gänzlich den Weg der Tugend
verlassen, den euch die Natur vorgezeichnet
hat, und statt dessen ein künstlich aufgebautes
System von Irrtümern gemacht, das zu nichts
gut ist, als um die Welt zu beschwindeln und
die Kranken zu betrügen. Ihr versteckt eure
Unwissenheit hinter nichtssagenden Phrasen
und Kauderwelsch, das niemand versteht, und

weil die Menge sich einbildet, dass ein Sinn
dahinter stecke, so ist die Folge, dass jeder,
der mit euch zu schaffen hat, betrogen wird.
Eure Kunst besteht nicht darin, dass ihr Krankheiten kuriren könnt, sondern dass ihr es versteht, euch in die Gunst der Reichen ein-
zuschmeicheln und zu den Küchen der Vor-
nehmen Zutritt zu finden. Ihr verdient euren
Lebensunterhalt durch Heuchelei, und das Ansehen, welches euer Stand geniesst, beschützt
euch davor, so bestraft zu werden, wie ihr es
reichlich verdient. Ihr vergiftet die Menschen
und wütet gegen deren Gesundheit. Ihr habt
geschworen, eure Kunst treulich auszuüben;
aber wie könntet ihr dies thun, da ihr doch
keine Kunst besitzt, und eure ganze Wissenschaft nichts ist als ein künstlich zusammengesetztes System von Täuschung und Lüge.
Ihr beschwert euch, dass ich euren Schulen
nicht folge; aber eure Schulen können mich
nichts lehren, das des Wissens wert wäre. Ihr
gehört dem Gezüchte der Giftschlangen an,
und ich erwarte von euch nichts anderes als
Gift. Ihr habt kein Erbarmen mit euren Kranken. Wie könnte ich von euch etwas anderes
als Bosheit erwarten."

Seit den Tagen des Paracelsus, und dank

dem Anstosse, den er dazu gegeben hat, ist
es im ärztlichen Stande im allgemeinen besser
geworden; aber vielleicht würde er heutzutage
zu den Repräsentanten der modernen Medizin
folgendes sagen:

„Ihr habt in eurem Forschen in der Vielheit der Lebenserscheinungen in der Natur
gänzlich der Einheit des Geistes vergessen, der
das Leben selbst und die Quelle aller Lebensthätigkeit ist. Ihr betrachtet Leben und Bewusstsein als ein Produkt und Eigentum der
Formen, und könnt nicht begreifen, dass, wie
es schon vor vielen Tausenden von Jahren von
den Weisen aller Nationen gelehrt wurde, durch
die Wirkung des Geistes im Materiellen alle
Formen mit den ihnen innewohnenden Kräften
entstehen. Damit ist aber auch eure ganze
Wissenschaft auf eine ganz verkehrte Grundlage
gestellt und folglich euer Wissen verkehrt. Da
auch die religiöse Empfindung und das Bewusstsein der Allgegenwart Gottes in eurem
Herzen verloren gegangen ist, so habt ihr den
menschlichen Kadaver zu eurem Götzen erhoben und opfert ihm eure heiligsten Güter auf.
All euer Streben ist nur auf das Wohlbefinden
dessen, was vergänglich ist, gerichtet, und ihr
verlacht die Stimme eurer Vernunft, wenn sie

euch sagt, dass alles Körperliche ein Ausdruck des Geistigen ist, und dass daher auch nur in der wahren Erkenntnis die Universalmedizin gegen alle Übel gefunden werden kann. Da ihr euer eigenes geistiges Selbst nicht kennt, so wisst ihr auch nicht, von was die Rede ist, wenn man von dessen Erkenntnis spricht, noch kennt ihr die eurer höheren Natur innewohnenden Kräfte. Verblendet durch euren Eigendünkel und Vielwisserei, bewegt ihr euch nur im Reiche des Vergänglichen und habt den Schlüssel zum Verständnisse der wahren Menschennatur, die Unterscheidung zwischen dem dauernden Wesen und der daraus entspringenden vergänglichen Erscheinung verloren. Wie wollt ihr die Menschen behandeln, da ihr doch deren inneres Wesen nicht kennt, und wie könntet ihr dasselbe erkennen, solange ihr euch nicht einmal selber innerlich erkennt? Ihr suchet alles Mögliche zu erforschen, nur das Eine nicht, das in euch selbst verborgen ist, und ohne dessen Erkenntnis alles Wissen nur ein vorübergehendes Phantasiegebilde, ein Dünken, Wähnen und Meinen, aber keine Erkenntnis der Wahrheit ist."

Würde man auf unsern Universitäten die wahre Religionswissenschaft dem medizinischen

Studium beifügen, so dürften sich die medizinischen Anschauungen bedeutend zu ihrem Vorteile ändern. Man würde einsehen lernen, dass der Körper des Menschen nur das Haus ist, welches der eigentliche Mensch, dessen Baumeister, bewohnt, und dass man bei der Behandlung des Hauses den Bewohner nicht ausser Acht lassen darf, weil aus diesem Baumeister selbst das Haus sich bildet und durch ihn erhalten wird. Wenn auch eine genaue Kenntnis des materiellen Körpers und seiner Organe, sowie deren Funktionen von grossem Werte, ja sogar eine Notwendigkeit ist, so ist es doch noch von viel grösserer Wichtigkeit, diejenigen Kräfte kennen zu lernen, welche den Körper beleben und seine Organe befähigen, thätig zu sein, und die man summarisch mit dem Worte „Seele" bezeichnet.

Aber nicht nur würden unsere Mediziner dadurch ein höheres theoretisches Wissen erlangen, sondern, indem sie sich diesem höheren Wissen zuwenden, würden sie selbst auf eine höhere Stufe gelangen, und anstatt seelen- und geistloser Scheingelehrten, wirkliche Menschen werden. Sie würden in den bewussten Besitz jener höheren Seelenkräfte gelangen, welche nötig sind, um auf das innere Leben der Kranken und dadurch auf deren Körper heilend zu wirken, die aber glücklicherweise den Teufeln, die sie missbrauchen würden, verborgen sind.

Diese höheren Seelenkräfte waren in Theophrastus Paracelsus zum Bewusstsein gekommen, und die Arcana oder „Geheimnisse", durch die er viele wunderbare Heilungen vollbrachte. Von diesen handeln zum grossen Teile seine Schriften über Medizin, welche natürlich allen jenen unverständlich sind, welche von diesen Kräften nichts wissen und sie nicht selber besitzen; denn wie sollte z. B. jemand, der keinen Willen, oder kein Bewusstsein, keinen Glauben, keine Liebe, Erkenntnis oder Weisheit u. s. w. besitzt, diese Kräfte erkennen, oder deren magische Wirkungen selbstbewusst ausüben können, solange sie in ihm und für ihn gar nicht vorhanden sind?

Es wird von manchen Gelehrten viel mit ihrer Kenntnis der Naturgesetze geprahlt, und alles, was man nicht mit den Händen greifen kann, als in das Gebiet des Aberglaubens und des „Übernatürlichen" verwiesen. Aber weshalb sollte sich die Kenntnis der Naturgesetze nicht auch auf das Gebiet der höheren und geistigen Kräfte in der Natur, welche nicht äusserlich sinnlich wahrgenommen werden, erstrecken? Sind Wollen, Denken, Lieben,

Hassen u. s. w. vielleicht deshalb weniger „Kräfte", weil man durch sie nicht direkt eine Mühle in Bewegung setzen kann? Weiss nicht jeder, der Leben in sich fühlt, dass das Leben eine Kraft, und nicht eine kraftlose Eigenschaft ist, wenn auch noch keine Akkumulatoren für dieselbe erfunden sind? Auch fängt es bereits an, selbst den orthodoxen Gelehrten endlich klar zu werden, dass es keine Kraft ohne Stoff giebt, und dass deshalb auch jede Kraft stofflicher Natur sein muss, selbst wenn kein sichtbarer materieller Träger für dieselbe vorhanden ist. Gehen wir noch einen Schritt weiter und sagen, dass „Kraft", „Stoff" und „Bewusstsein" nichts weiter sind als drei Namen, womit wir die drei Arten der Offenbarung des Einen und Unerschaffenen Ewigen bezeichnen, für den es keinen Begriff und folglich auch keine genügende Bezeichnung giebt, so begeben wir uns auf das okkulte Gebiet und berühren die Grundlage, auf welcher die Medizin des Paracelsus beruht.

Dieses ewige, namenlose alleinige Eine, welches das Wesen von allen Dingen ist, alle Dinge durchdringt und dessen Kraft in jedem Dinge, wenn auch noch schlummernd, enthalten ist, ist gerade dasjenige, von dem die moderne Wissenschaft nichts weiss und nichts wissen will, und sie stellt sich dadurch auf den Standpunkt eines Irrsinnigen, der mit den Zahlen, die doch alle aus der Einheit hervorgehen, rechnen will, ohne die Einheit zu kennen. Es ist, als ob man die Bedingungen des Daseins erforschen und dabei das Dasein selbst ableugnen wollte. Deshalb sagten auch die alten Rosenkreuzer mit Recht: „Wer den Einen (das Wesen aller Dinge, die Wahrheit) recht erkennt, der weiss alles, aber wer vielerlei (nur die Vielheit der Erscheinungen, ohne das Wesen) kennt, der weiss in Wirklichkeit nichts.

Gott ist die Einheit, die Erscheinungen sind Nullen, die ohne die Einheit keinen Wert haben. Gott ist die Wahrheit, und die Wahrheit ist Wirklichkeit, ohne welche alles nur eine Illusion oder Täuschung ist. Die Erkenntnis der Wahrheit ist die Gotteserkenntnis (Theosophie), und ohne diese giebt es weder eine wahre Religion, noch eine wahre Wissenschaft; denn jedes Ding hat nur insofern Wert, als in ihm Wahrheit enthalten ist, und diese Wahrheit erlangt für uns erst dann einen Wert, wenn wir sie selber erkennen.

Das grösste Hindernis aber auf dem Wege zur göttlichen Selbsterkenntnis ist der wissenschaftliche Eigendünkel und Grössenwahn,

welcher der Nichterkenntnis des allem Dasein
zu Grunde liegenden wahren Wesens entspringt.
Erst wenn der Egoismus überwunden ist, kann
das Licht der Erkenntnis das Dunkel der Unwissenheit durchdringen und die Wahrheit
offenbar werden. Die Kraft, durch welche
dieses geschieht, ist die selbstlose (heilige)
Liebe, frei von allem Eigennutz, Ruhmsucht
und Begierde nach Besitz. Es kann somit auch
keine vollkommene medizinische Wissenschaft
ohne eine Grundlage von wahrer Religion und
Gotteserkenntnis geben. Wir sollen einsehen
lernen, dass wir aus eigener persönlicher Macht-
vollkommenheit nichts sind, nichts besitzen und
nichts können, und dass alles, was wir haben
und „unser eigen" nennen, aus der alleinigen
Quelle alles Guten stammt. Aus dieser ist es
entliehen, und wir sind dazu bestimmt, zu
sehenden Werkzeugen der göttlichen Weisheit
zu werden. Deshalb sollten wir all unser Denken, Wissen, Können und Thun stets in erster
Linie auf Gott beziehen, mit andern Worten,
in der Vielheit der Erscheinungen stets der
allumfassenden Einheit eingedenk sein. Dadurch
werden unsere Werke zu Werken der Liebe, und
je mehr wir uns vom Eigendünkel befreien, um so
mehr wird die göttliche magische Kraft in uns

frei werden und zum Bewusstsein gelangen, und Gott in und durch uns empfinden, denken und wirken.

Dies ist die Grundlage der medizinischen Kunst und Wissenschaft des Theophrastus Paracelsus, dessen Lehren wir im folgenden in ihren Grundzügen darzulegen versuchen werden, um dadurch der modernen Medizin einen Dienst zu erweisen. — Dieser Wissenschaft, welche das Orgelwerk in Stücke schlägt, und dabei der Musik vergisst, möchten wir die Worte Sallets ins Gedächtnis rufen:

„Gott war euch fern: Ihr sah't im Weltenall
Nur toten Stoff's maschinenhafte Regung.
Gott lebt in euch: In Schwung, in Glanz und Schall
Seht ihr des Geistes ew'ge Fortbewegung.

„Und lägt ihr tief in dumpfster Kerkernacht,
Im Kerker könnt ihr Gottes Reich erbauen.
Ruft ihn! er fährt in eures Herzens Schacht,
Vergöttlichend das Wollen, Sinnen, Schauen.

„Was zeigst du trüb jenseits des Grabes hin?
Nicht Klage, rüstig Wirken sei dein Hoffen,
Du bist in Gott, du warst's von Anbeginn,
Und hier wie dort steht dir der Himmel offen."*)

---

*) Julius Hensel, „Makrobiotik," S. 43.

II.

Die vier Pfeiler der Medizin.

Vier Säulen sind es, auf denen die Medizin
des Paracelsus beruht; vier Quellen, aus denen
das Wissen und Können des Arztes, die Theorie
und die Praxis, entspringt. Diese sind:

1. Philosophia, d. h. die wahre Erkenntnis
   des Wesens des Menschen in Bezug auf
   Geist, Seele und Körper, und seiner Stellung in der Natur, sowie seiner Beziehungen
   zu der ihn umgebenden Aussenwelt mit
   allen ihren geistigen und materiellen
   Kräften.

2. Astronomia, d. h. die richtige Erkenntnis
   des Ganges der „Gestirne" im Menschen
   selbst, sowie der Einflüsse, die von aussen
   kommen. Damit ist gemeint die Kenntnis
   der Kräfte, welche seinen innerlichen Organen die Fähigkeit verleihen, ihre Funktionen zu verrichten.

3. Alchemia, d. h. die richtige Erkenntnis
   des Ineinanderwirkens der im Menschen
   wirkenden Kräfte und der Gesetze, welche
   dieselben beherrschen.

4. Die Tugend, d. h. die Tauglichkeit
   des Arztes selbst, und damit ist nicht

gemeint, dass er nur die Kunstgriffe versteht, um das, was er theoretisch gelernt hat, anzuwenden, sondern dass er selber diejenigen Kräfte erwirbt, besitzt und ausbildet, welche er anwenden soll.

Der Arzt soll sich nicht mit demjenigen begnügen, was er von den Autoritäten gelernt hat, sondern selber nach Erkenntnis ringen und eigene Kräfte erwerben. Paracelsus sagt:

„Was ist Höheres und Löblicheres an einem Hörer oder Schüler, als dass er in einer weichen Schale liege, die nicht erhärte, bis dass er seiner Disziplin gewachsene Flügel erlangt habe und alsdann der Rute entrinne. Ehrlich und löblich ist es für solche, dass sie die Alten aus dem Neste stossen; denn Kunst und Weisheit, Zucht und Liebe sollen stets über ihre Meister erhoben werden und aufwachsen wie junge Buchen, die durch ihr Aufwachsen den alten Buchen ihr Laub nehmen.*)

Wir wollen nun im Folgenden diese vier Säulen näher betrachten.

1. Philosophia.

Unter „Philosophia" versteht Paracelsus nicht das heutzutage als „Philosophie" bezeichnete

---

*) **Paragranum** I, S. 29.

System der Vergleichung verschiedener Theorien und die daraus entspringende Annahme
von Wahrscheinlichkeiten, nicht die blinde
Spekulation, sondern die Liebe zur Weisheit, welche dem Menschen die eigene Einsicht
und Fähigkeit verleiht, Zustände zu begreifen
und Wahrheiten zu erkennen, die nicht für
jeden Tölpel begreifbar sind; „denn um das
zu sehen, was ein jeder Fuhrknecht sehen kann,
braucht man kein Arzt zu sein“. Philosophie
ist die Liebe zur Wahrheit, Theosophie die
Erkenntnis der Wahrheit selbst. „Die Philosophie (Weisheitsliebe) ist der Schlüssel zur
Erkenntnis der Wahrheit. Alles was nicht aus
dieser Erkenntnis kommt, ist Selbstbetrug; denn
unser Verstand, sowie ihn die Hirnschale be-
schränkt, ist zu schwach, um einen Arzt zu
gebären. Der Arzt muss ohne Augen sehen
und ohne Ohren hören können. Das was den
Sinnen verborgen ist, enthüllt sich dem Auge
des Glaubens,*) und aus der Kraft des Glaubens

---

*) Es ist hier nicht von dem, was man heutzutage ge-
wöhnlich „glauben“ nennt, und welches in dem Fürwahrhalten von Theorien besteht, die Rede. Nicht von dem
Glauben, der seinen Sitz in der Phantasie hat, sondern von
dem Glauben, welcher der innerlichen Erkenntnis entspringt.
Der wahre Glaube ist die göttliche Kraft des innern Menschen, die Wahrheit geistig zu empfinden und zu erkennen.

entspringen die Werke. Die Philosophie ist
die unsichtbare Natur. Wer Sonne und Mond
kennt, der weiss auch wie sie aussehen,
selbst wenn seine Augen verschlossen sind.
Er hat Sonne und Mond in seinem Gemüt,
sowie sie am Firmamente stehen. So soll der
Arzt den Menschen mit geistigem Blick durch-
schauen können, als ob er durchsichtig wäre,
wie destillierter Tau, in welchem sich kein
Fünklein verborgen halten kann, oder wie eine
klare Quelle, auf deren Grunde man jeden
Kieselstein sehen kann. Im Spiegel des Kranken
soll er die Krankheit erkennen, ganz so wie sie
ist, und nicht nach der eignen Phantasie."*)

„Der Arzt sollte den Menschen im Menschen erkennen; denn wenn er erst die Natur
eines jeden Einzelnen probieren und studieren
müsste, käme er damit niemals zu Ende. Die
Zusammensetzung des Menschen sollte ihm so
eingeleibt sein, dass er dieselbe in jedem Einzelnen vor sich sieht. Er sollte ihn als ein
Ganzes erkennen, so dass er im Himmel und

Sie befähigt ihn zur eigenen Einsicht und klarem Verständnis verborgener Dinge. „Der Glaube ist eine Kraft
Gottes." (Röm. I, 16.)

*) Paragranum I, S. 24. Es ist hier nicht von ein-
gebildeter „Hellseherei", sondern von klarer Einsicht die Rede.

auf der Erde nichts findet, das nicht auch im Menschen vorhanden ist, und im Menschen nichts anderes, als was Himmel und Erde auch haben, und dass diese zwei nichts anderes von einander scheidet, als die äussere Form. Aus der Phantasie des eigenen Kopfes wird dies allerdings nicht verstanden, wohl aber aus dem Lichte der Natur, das durch den heiligen Geist angezündet wird, welcher seiner Schüler Weisheit und Verstand offenbart, durch ihre Werke, so dass die viehische Vernunft (das geistlose Wissen) sich in solchem verwundern muss; denn die Ordnung des natürlichen Lichtes ist in der Kindheit zerbrochen worden, und der viehische Verstand hervorgedrungen, der nun alle Professionen regiert."*)

„So ist denn eine erdichtete Wissenschaft entstanden, die zu erlernen viel Mühe und Arbeit braucht: denn hundertmal mehr Fleiss gehört einem erdichteten Arzte als einem geborenen zu, und ohne der angeborenen Kunst werdet ihr mit aller eurer angelernten Wissenschaft doch nur der Betrügerei angehören und fortfahren, wie bisher In Nomine Domini die Menschen zu töten, krümmen und lähmen."

---

*) Paragranum Tract. I.

„Der richtige Philosoph (d. h. der selbst-
erkennende, einsichtsvolle Mensch) erkennt das
Innere durch das Äussere, sowie ein Gärtner,
der den Samen sieht, auf den ersten Blick
weiss, was für ein Baum daraus wird. Er muss
das Äussere in das Innere wenden, und aus
der grossen Welt die Erkenntnis der kleinen
schöpfen; denn wenn einer den innern Menschen
kennen lernen wollte, ohne den äussern, so
wären wohl nicht genug Kranke auf der Welt,
um damit zu Ende zu kommen. Wer aber die
Gesetze des Ganzen kennt, wird sich dann leicht
im Einzelnen zurecht finden. Der äussere
Mensch muss im Arzte selbst liegen, sonst ist
er nur ein Experimentierer, der aufs Gerate-
wohl vorgeht. Die Zusammensetzung des materiellen Menschen soll dem Arzte so eingeleibt
sein, dass er darin nicht ein Härlein auf dem
Haupte, noch eine Pore findet, die er nicht
aussen auch vorher zehnfach gefunden, gewusst
und das alles wohlweislich verstanden hat."

„Wenn ihr keine Philosophie in euch selbst
habt, so könnt ihr die Wahrheit nicht sehen,
denn sie zeigt euch das Wesen der Dinge;
die äusserliche Beobachtung lehrt nur den
äusseren Schein. Das Wesentliche aber ist
das Arcanum. Das ist nun der Grund. Es

ist falsch zu sagen „contraria a contrariis curantur," das ist, „Heiss vertreibt Kaltes," sondern Arcanum und Krankheit sind contraria. Arcanum ist die Gesundheit, und die Krankheit ist der Gesundheit widerwärtig. Diese zwei vertreiben einander, und die Kunst des Vertreibens ist das Nimmermehr-Wiederkommen." Das eine ist die Krankheit, das andere die Symptome. Der richtige Arzt behandelt den Grund der Krankheit, aber der kurzsichtige Pfuscher sieht nur die Symptome. „Den grossen Menschen sollt ihr erkennen (den Menschen im grossen und ganzen), und durch ihn den innern Menschen, und euch nicht auf das verlassen, was die Autoritäten sagen, die im Grunde selber nichts Wahres wissen. Glaubet den Werken und lasst euch nicht an den Worten genügen. Die Wörter sind leere Dinge; die Werke aber zeigen den Meister." Lernet für euch selbst einsehen und urteilt dann selbst.*)

Die Philosophie besteht darin, dass man selber das Wesen der Krankheiten und ihre Eigenschaften kennt, und diese Erkenntnis auf eigener Einsicht und nicht auf Schlussfolge-

---

*) Paragranum I, Tract. I.

rungen, auf Wahrscheinlichkeiten und Möglich-
keiten beruht; denn eine Philosophie, die nicht
aus der Selbsterkenntnis des Wahren entspringt,
ist falsch, obgleich diese Art von „Philosophen"
sich für die rechte hält. „So nun der Arzt
aus der Natur wachsen soll und muss, und in
ihm und von ihm und ausser ihm nichts ist,
sondern alles aus, von und in der Natur, so ist
es von nöten, dass er aus der Natur geboren
werde, und nicht zu Leipzig oder Wien erst
zum Arzte gemacht worden sei. Spekulieren
und Phantasieren giebt nur einen Phantasten;
der wahre Philosoph aber geht aus der Erkenntnis des Innern und Äussern hervor."*)

Der wahre Arzt sieht nicht nur die äusseren
Symptome und Erscheinungen, sondern er
erkennt das der Form zu Grunde liegende
Prinzip. Er erkennt, dass alle sichtbaren Formen
Verkörperungen von unsichtbaren Kräften sind,
und dass es diese Kräfte sind, welche den
sichtbaren Formen ihre Eigenschaften verleihen.
„So ist z. B. der Saturn nicht allein im
Himmel, sondern auch im untersten Grund des
Meeres und im Innersten der Erde. Wer Mars
kennt, der weiss, was Eisen ist, und wer das

---

*) Paragranum Vol. II, Tract. I.
Paracelsus II.   3

Wesen des Eisens kennt, der weiss, was unter „Mars" zu verstehen ist." Somit entspricht jedes Ding in seinem Wesen einem unsichtbaren Prinzip, und seine äussere Erscheinung ist die Verkörperung dieses Prinzipes. „Melissa ist nicht nur im Garten, sondern auch in der Luft und im Himmel. Venus im Himmel wird „Venus" genannt, und als Pflanze im Garten ist sie „Artemisia", und wer das Wesen der einen erkennt, der kennt das Wesen der andern."

Deshalb wäre es auch richtiger, die Krankheiten nach ihrem Wesen zu nennen, anstatt ihnen nichtssagende oder auf einzelne Symptome bezügliche Namen zu geben. „Ihr solltet nicht sprechen: das ist Cholera, jenes Melancholie, sondern: dies ist arsenikalisch, jenes aluminosisch u. s. w. Wenn ihr saget: Dies ist Morbus Pulegii, jenes Melissae, dieses Sabinae, so habt ihr eine gewisse Kur schon durch den Namen angezeigt. Ein natürlicher und wahrhaftiger Arzt spricht: Dies ist Morbus Terebinthinus, dies ist Morbus helleborinus, und nicht: das ist Bronchus, dies Rheuma u. s. w.*) Also lehrt es die äussere Philosophie,

---

*) Damit werden die Homöopathen einverstanden sein.

die der inneren alle Namen, Art, Eigenschaft
und Zeichen giebt, und ausserhalb dieser wird
kein Arzt geboren, allein Betrüger und Irrer,
Phantasten und Eselweisheit,*) und ihre Art
von Wissenschaft lehrt einer dem andern, damit
der Betrug niemals ein Ende nimmt. Was
ausserhalb der deutlichen, zeigenden, augen-
scheinlichen Philosophie (Selbsterkenntnis) gebraucht wird, ist alles umsonst, und alle Arznei,
die ausserhalb dieses Grundes gebraucht wird,
Betrügerei."

Da nun jeder materielle Zustand der Ausdruck eines geistigen Prinzipes ist, so ist auch
das Mittel klar, durch welches eine Krankheit
gehoben wird, wenn man den Grund ihres
Wesens erkennt. „Also heilt der Arsenik den
Arsenik, das Herz das Herz, die Lunge die
Lunge, die Milz die Milz, das Hirn das Hirn u. s. w.,
und zwar nicht das Hirn von Säuen das Hirn
des Menschen, sondern das Hirn, das des
Menschen äusseres Hirn ist."**) Darin besteht

---

*) Paragran. II, Tract. 1, S. 107.

**) Paragran. II, Tract. 1, S. 120. Dies dürfte vielleicht
auf folgende Art zu erklären sein: Alles entspringt aus den
Arkanen, d. h. aus Geist und Gemüt, und sowie das Ei
vom Huhn kommt und das Huhn aus dem Ei, ohne dass
man sagen kann, welches von den beiden zuerst da war,
so entspringt eins aus dem andern. Das Herz ist der Sitz

die grosse und heilige Kunst (Magica in-
ventrix) des Arztes, dass er in dem Untern
das Obere, in dem Äussern das Innere, in der
Form den Geist erkennt. „Nicht dass die
Glieder der Hölzer, Kräuter oder Rüben gesehen
werden, wie sie inwendig sind, sondern da
werden gesehen die Kräfte und Tugenden.
Sowie das Feuer der Sonne sichtbar wird durch
den Krystall, und das Feuer im Kieselstein
durch den Stahl, so muss Sol magicus (die
Sonne der Weisheit) sichtbar werden durch
Crystallum magicum (die höhere Erkenntnis),
und das Ignis magicus (Geistesfeuer) durch
Chalybam magicum (die höhere Empfindung)."*) Durch die Erniedrigung seiner selbst
und die wissenschaftliche Phantasterei ist den

---

der Empfindung und wird durch das Empfinden beeinflusst;
das Hirn ist das Werkzeug zum Denken und wird durch
das Denken genährt; die Lunge atmet und das Atmen
kräftigt die Lunge u. s. w. Ein Herz, das sich als eins mit
dem Allherzen der Menschheit empfindet, wird durch seine
Allgüte und Allliebe von seiner Unruhe befreit; ein Hirn,
das den Allgeist in sich denken lässt, öffnet sich der Intuition und quält sich nicht mit Hirngespinsten; eine Lunge,
durch welche der Geist Freiheit und Reinheit atmet, wird
dadurch gesund. Dergleichen lässt sich auf poetische Art
andeuten und Poeten begreifen es; die hölzerne Wissenschaft hat kein Verständnis dafür.

*) Labyrinthus Medicorum S. 231.

Menschen diese heilige Kraft der direkten Erkenntnis der Wahrheit verloren gegangen. Sie
lieben die Wahrheit nicht mehr um ihrer selbst
willen, sondern suchen nur den Vorteil, den
sie bringt. Deshalb ist die Wahrheit vor ihren
Augen verschwunden und sie suchen sie auf
Umwegen, und auch dort, wo sie nicht ist.
„Wieviel Mühe hat sich der Mille Artifex
gegeben, den Menschen die edle Kunst vergessen zu machen, und hat ihn geführt in die
Schwärmerei, womit er die Zeit auf Erden
nutzlos vergeude. Denn wer nichts weiss, der
liebt nichts; wer nichts kann, der versteht nichts,
wer zu nichts gut ist, der soll nichts. Wer
aber versteht, der liebt's, der merkts', der sieht's.
Die Mediziner haben ihren grössten Schatz (die
Liebe zur Wahrheit) verloren und sich dem
Saufen und Fressen, der Hurerei u. s. w. ergeben,
und deshalb wissen sie nichts; denn das ist
einmal wahr, dass wer Gott nicht erkennt, der
liebt ihn nicht; er weiss nichts von ihm. Wer
die Dreieinigkeit nicht kennt, der glaubt nicht
an sie und deshalb liebt er sie nicht. Wer
Maria nicht kennt, der liebt sie nicht, wer die
Heiligen nicht kennt, der liebt sie nicht; wer
die Natur nicht kennt, der liebt sie nicht. Er
erkennt nichts und sieht nichts; sein Bauch

(die Befriedigung seiner wissenschaftlichen Neugierde) ist sein Gott. Je mehr aber die Erkenntnis eines Dinges vorhanden ist, um so
grösser ist die Liebe. Wer den Armen nicht
versteht, der liebt ihn nicht. Alle Dinge liegen
in der Erkenntnis, und aus dieser fliessen die
Früchte. Wer Gott erkennt, der glaubt an ihn;
wer ihn nicht erkennt, der glaubt nicht an ihn;
jeder glaubt, was er kennt. Sowie die Weisen
des Ostens Christus im Sterne gefunden haben,
so werden auch die Geheimnisse der Natur im
Geiste der Natur gefunden. Vom Osten kommen
alle Anfänge der Weisheit, vom Westen kommt
nichts Gutes. Darum, wenn ihr Ärzte sein
wollt, so seid rechtschaffen und gehet um mit
dem Menschen, der Gottes Kreatur ist, so wie
es das Gesetz Gottes befiehlt."*)

---

*) Der Schlüssel zum Verständnisse des Obigen liegt
in der Betrachtung der höheren und niederen Menschennatur. (Siehe Band I, S. 177 „Die sieben Prinzipien.)

Der göttliche Geist.

Die erleuchtete Seele. △ Die höhere Intelligenz.
Der vergängliche Intellekt. ┼ Die tierischen Instinkte.
   Die Lebensenergie. ⌶ Der materielle Körper.

Der höhere und unsterbliche Teil des Menschen ist
die Dreieinigkeit aus Geist, Seele und dem höheren Teil
des Gemütes. Dies ist das Reich der Wahrheit und ihrer

Fassen wir nun alles zusammen, was Paracelsus über die erste Säule des Tempels der
Medizin, in welchem alle Kunst und Wissenschaft verborgen liegt, berichtet, so lässt sich
dies vielleicht in folgendem wiedergeben: Um
ein tüchtiger Arzt zu sein, dazu genügt es
nicht, ein gewöhnlicher Mensch zu sein, der
vielerlei Theorien und darunter auch viel verkehrtes und nutzloses Zeug gelernt hat, sondern
es gehört eben dazu, dass man selber ein Arzt
ist. Ein Arzt ist ein Helfer der Menschheit
und muss deshalb nicht durch sein angelerntes
oder eingebildetes Wissen, sondern durch seine
eigene Erkenntnis der Wahrheit über das
Gemeine erhaben und fähig sein, diejenigen,
welche in der Erkenntnis tiefer stehen, zu sich
emporzuziehen. Er sollte nicht von Eigendünkel oder Grössenwahn, noch von tierischen

---

Erkenntnis, der „Osten", wo das Licht im Menschen auf-
geht. „Maria" ist die geheiligte Seele.

Die niedere sterbliche Vierheit besteht aus den niederen
Verstandeskräften, tierischen Instinkten, niederer Lebenskraft und den Elementen des Körpers. Dies ist der „Westen",
aus dem nichts Gutes kommt, das Reich der Habsucht,
spekulativen Wissenschaft und Leidenschaft.

Wer zur wahren Erkenntnis gelangen will, muss durch
Veredlung seiner selbst zu ihr gelangen, weil nur der höhere,
heilige Teil seines Wesens der höheren Erleuchtung fähig ist.

Leidenschaften besessen, sondern sich der ihm innewohnenden höheren Natur bewusst sein, deren Erkenntnis nicht durch blosses Forschen, Studieren und Spekulieren, sondern nur durch die Veredelung des Charakters erlangt wird, wobei alle Verstandesspekulation nicht die Hauptsache, sondern Nebensache ist. Wenn ein Mensch durch diese geistig-göttliche Veredelung selber mehr geistig geworden ist, so werden in ihm auch diejenigen Kräfte erwachen, welche nicht dem tierischen Menschen, sondern der höheren und heiligen Natur des Menschen, dem Ebenbild Gottes im Menschen angehören, er wird zur klaren Einsicht in viele verborgene Geheimnisse in der Natur gelangen, und es werden ihm durch innere geistige Anschauung viele Dinge offenbar werden, welche dem durch die Selbstsucht beschränkten und verdunkelten tierischen Intellekte unerfassbar sind.*)

---

*) Solange der Intellekt nicht von der höheren Erkenntnis erleuchtet ist, besteht auch alles Wissen nur aus Meinen, Dünken, Fürwahrhalten und Schein. Die wissenschaftliche Forschung ohne die Selbsterkenntnis der absoluten Wahrheit, bewegt sich nur in den zweidimensionalen Ebenen und ist daher wesenlos, d. h. sie besteht in der Erforschung scheinbarer Beziehungen zwischen Subjekt und Objekt, wobei das dritte, die Erkenntnis der Wesenheit, fehlt. Somit können alle die Menschen, welche die Wahr-

Die wahre Erkenntnis in der Medizin, sowie
in allen anderen Dingen, entspringt der selbstlosen Liebe zur Wahrheit selbst, dem Glauben
an das Gute und in das Gute in allem und
der Erkenntnis der Einheit des göttlichen Wesens
in allen seinen Geschöpfen; während der hab-
süchtige Drang nach dem Besitze von Wissen
und die Begierde nach der Ausbeutung desselben den Menschen vertiert und ihn zum
grausamen Teufel in Menschengestalt macht,
der seine menschliche Intelligenz zu gemeinen
und verwerflichen Zwecken missbraucht, und statt
eines Arztes ein Verderber der Menschheit wird.

---

heit nicht in der Wahrheit, sondern im Scheine suchen, in
geistiger Beziehung auch nur als zweidimensionale Schein-
wesen oder „Schatten" betrachtet werden. Das „Ich" ohne
Gotteserkenntnis ist wesenlos und kann auch nichts anderes
als wesenlosen Schein oder Täuschung finden. Wenn aber
das Bewusstsein der Wahrheit den Menschen durchdringt,
so verschwindet die angenommene Ichheit und damit auch
ihr Gegensatz. Die Zweiheit wird zur Dreiheit, indem sich
in ihr die Einheit erkennt. Da versteht sich dann die
Wahrheit im Menschen von selbst und bedarf keiner weiteren Beweise. So ist das wahre Bewusstsein, wie die
wahre Liebe, erst dort vollkommen, wo sich Objekt und
Subjekt in der Einheit zusammenfinden, und alle Gegensätze
aufhören. Nur dadurch gelangt der Mensch zur Selbsterkenntnis der Wahrheit in sich selbst und wird als drei-
dimensionales Wesen aus dem Reiche der Schatten in das
Reich der Wirklichkeit geboren.

2. Astronomia (Theosophie).

Die „Astronomie" des Paracelsus ist, wie er sagt, „der obere Teil der Philosophie". Durch die Philosophie wird das Wesen der Dinge in den Dingen erkannt; die Astronomie ist die Erkenntnis des Verhaltens der Prinzipien, d. h. der Gesetze ihrer Offenbarungen als Kräfte und Tugenden.

Alles ist Geist. Wir können das Weltall mit allen seinen sichtbaren und unsichtbaren Reichen als die Offenbarung einer geistigen Kraft betrachten, welche die Weltsubstanz in verschiedenartige Schwingungen versetzt, und es auf diese Weise mit einer Reihe von Oktaven von Ton und Farbe vergleichen, wovon die höheren die geistigen, die niederen die materiellen Ebenen darstellen. So entspringt aus der geistigen die sinnlich wahrnehmbare Schöpfung, und jedes Ding stellt sozusagen einen Ton, oder vielmehr einen Akkord von Tönen oder eine Farbenmischung, eine Summe von Eigenschaften in der grossen Weltharmonie dar. In der materiellen Form ist die ätherische Grundlage, die Grundlage dieser das astralische Wesen, und diesem liegt das geistige Dasein zu Grunde. Der Dichter sagt: Die Welt ist ein Gottesgedanke; wir selbst sind Gedanken

darin. Der Geist erzeugt den Gedanken, der
Gedanke drückt sich aus in der Form. Die
Fähigkeit der geistigen Wahrnehmung besteht
darin, dass man in der Form das Prinzip erkennen kann; die Kenntnis der Prinzipien ist die
„Astronomie". Die Prinzipien sind die Arcana
oder Geheimnisse. „Was ist das, was im Blei
schmilzt, was im Wachs zergeht, was im Diamant
hart und Alabaster weich ist? Wer das weiss, der
weiss auch, was einen Karbunkel macht oder
die Pest verursacht. „Was ist es, das durch
die Augen sieht und durch die Ohren hört,
und was ein Hundeschlächter nicht findet, weil
es nur durch die Philosophie erkannt werden
kann?"*)

Sowie der Mensch Geist, Gemüt, Instinkte
und einen materiellen Körper hat, so hat auch
die ganze Natur ihre geistige, astrale, ätherische
und materielle Ebene, und das Äussere wirkt
auf das Innere ein. „Denn die Astra im Leib
nehmen ihre Eigenschaft, Art, Wesen, Natur,
Lauf, Stand, Teil, gleich den äussern; sie sind
von diesen nur in der Form geteilt (dem Wesen
nach eins). Wie es im Äther ist, so ist es im
Mikrokosmos, und in der Natur beider ein Ding

---

*) Paragran. II, Tract. 1, S. 112.

und ein Wesen. Form ist aber nicht das
Wesen. Das da sichtbar ist, ist das Äussere,
das nicht zum Wesen gehört."*)

Alles in der Natur ist Leben; die sichtbaren Dinge sind nicht das Leben selbst, sondern dessen Offenbarungen in der Erscheinung.
Dieselben Kräfte, welche in der grossen Natur
thätig sind, sind auch im Menschen thätig; in
beiden herrscht dasselbe Gesetz.

„Der Arzt muss ein Astronom sein; denn
er sollte den Einfluss der Jahreszeiten, der
Hitze und Kälte, Trockenheit, Feuchtigkeit, den
Einfluss der Sonne, des Mondes und der Gestirne kennen. Ein jedes Ding hat seine Zeit,
und was in der einen Stunde (unter gewissen
Umständen) nützlich sein kann, das kann zu einer
andern Zeit schaden. Es giebt eine Zeit für
Regen und eine andere für Sonnenschein und
blühende Rosen, und es genügt nicht, dass
der Arzt weiss was sich heute ereignet, sondern
er sollte auch wissen, was morgen geschehen
wird. Die Zeit ist die Herrin des Menschen,
und spielt mit ihm wie die Katze mit der
Maus."**)

---

*) Paragran. Tract. I, S. 44.
**) Commentaria in Aphorismo Hippocratos
V. V. App.

Dem Dasein eines jeden sichtbaren Körpers liegt das Vorhandensein einer astralischen Konstellation, d. h. eines unsichtbaren Astralkörpers zu Grunde; mit andern Worten: jeder sichtbare Körper ist der sinnlich wahrnehmbare Ausdruck seines unsichtbaren Astralkörpers, oder seiner „ätherischen" Beschaffenheit. Die astralischen Einflüsse (ätherische Schwingungen) wirken auf den Astralleib des Menschen und durch diesen auf den sichtbaren Körper ein. Somit liegt auch die Heilkraft der Pflanzen nicht in deren äusserlicher Beschaffenheit, sondern in deren Arcanum; wenn auch die äussere Form uns den Charakter ihrer Heilkräfte anzeigen kann, wie ja auch das Äussere eines Menschen dessen Charakter anzeigt.

„Wie im Himmel die Sterne tingieren (Kräfte ausstrahlen) und keine korporealische Vermischung haben,*) so geht auch im Menschen die Wirkung unsichtbar vor sich und bringt sichtbare Wirkungen hervor. Das, was

---

*) Die Sonnenstrahlen z. B. haben keine körperliche Vermischung; dennoch sind in der Sonne, und folglich auch in ihren Strahlen, alle bekannten „chemischen Elemente" vorhanden, wie die Spektralanalyse bezeugt. Aber auch der Körper der Sonne selbst ist keine irdische „Materie" (im gewöhnlichen Sinne dieses Wortes), sondern vielmehr ein leuchtender Astralkörper.

wir sehen, ist nicht die Arznei selbst, sondern der Körper, darinnen die Heilkraft liegt; denn die Arcana der Elemente sind unsichtbar, und die des Menschen auch. Das da sichtbar ist, ist das Äussere, und gehört nicht dazu."*)

„Da sehet ihr, dass die Luft (der Äther) ein Körper des Firmaments (d. h. des „Raumes") ist, obgleich wir sie mit den Augen nicht sehen, und in der Luft ist das Element „Feuer" (der Geist oder das Leben), welches wir nicht mit unserm irdischen Verstande begreifen, aber aus seinen Wirkungen erkennen. Das Äusserliche und Körperliche wird durch die Sinne wahrgenommen, das Wesen der Dinge selbst nur durch die Philosophie (d. h. geistig) erkannt." Das Obere und das Untere (Geist und Materie) sind eins in ihrem Wesen, aber in ihrer Offenbarung verschieden; sowie schwarz und weiss voneinander verschieden sind und doch beides „Farbe" ist. Der äussere Mensch erkennt das Äusserliche, der innere Mensch das Innere; die Materie das Materielle, der Geist das Geistige, Gott das Göttliche.**)

---

*) Paragran. S. 44.

**) Im Grunde genommen ist alles eins und die Dinge nur in unsern Begriffen, nicht aber dem Wesen nach von einander verschieden. Wenn wir z. B. bedenken, dass die

Wer ohne die Erkenntnis des Wesens nur
aus der Beobachtung von äusserlichen Erscheinungen und Symptomen Schlüsse zieht, der
geht immer irre. Die Kunst besteht vielmehr
darin, im Äussern und durch das Äussere das
Innere zu erkennen. Das was der „Himmel“
in uns wirkt, kommt in unserer „Erde“ zum
Vorschein, und wer den inneren Himmel mit
seinen Gestirnen durch den äusseren Himmel
(die Körperkonstellation) erkennt, der ist der
richtige Arzt. „Die Hand, welche Licht und
Finsternis voneinander geschieden und Himmel
und Erde gemacht hat, hat auch das Untere
(Sichtbare) im Mikrokosmos aus dem Oberen
(dem Unsichtbaren) genommen, und alles, was
der Himmel in sich begreift, aus dem Oberen
genommen und es in die Haut des Menschen
beschlossen. Deshalb ist uns der äusserliche

Elemente, aus denen der menschliche Körper zusammengesetzt ist, aus Gasen (Wasserstoff, Stickstoff u. s. w.) bestehen, so können wir ihn als ein Luftgebilde betrachten.
Nach einer andern Auffassung ist er gänzlich aus Äther
gebildet, und somit ein ätherisches Wesen. In einem andern Sinne ist er eine Seele, welche einen materiellen
Körper umschliesst, den sie sich selbst aufgebaut hat; wieder
in anderer Beziehung ist er ein Geist, welcher Werkzeuge
zum Denken u. s. w. hat. Es ist also alles für uns „Stoff“,
„Kraft“, „Bewusstsein“, „Raum“, je nachdem wir es betrachten, an sich selbst aber namenlos.

Himmel (die ganze Natur) ein Wegweiser des
inneren Himmels, und niemand kann ein Arzt
sein, der den äusseren Himmel nicht kennt;
denn in diesem sind wir selbst und er liegt
uns vor Augen. Der innere Himmel liegt
uns nicht vor Augen, aber aus der Erkenntnis
des Äusseren geht die Erkenntnis des Inneren
hervor." Der Organismus der ganzen Natur
ist der Vater des äusseren Menschen. „Das
Gestirn ist der Vater des Menschen, und vom
Gestirn ist der Mensch. Nun gehet alle Infek-
tion im Gestirne (im Astralkörper) an, und von
diesem geht es auf den (sichtbaren) Menschen
über. Wie kann man erkennen, was der Himmel
in uns wirkt, wenn man den Himmel in seiner
Eigenschaft nicht kennt? Was ist das Erkennen
selbst anderes als ein Astrum? So nun dieses
Astrum (Gestirn) die Kunst der Weisheit des
Himmels ist, so soll es der Arzt sein."

Der Mensch ist ein Kind der Natur, und
wer ihn richtig beurteilen will, der sollte die
ganze Natur kennen, nicht nur ihre äusserlichen
Erscheinungen, sondern so wie sie ihrem Wesen
nach ist, geistig, astralisch, ätherisch und materiell. Er ist, insofern seine sterbliche Natur
in Betracht kommt, ein Produkt der Natur, und
die ganze Natur wirkt auf ihn ein; dennoch

hat er, als ein Einzelwesen betrachtet, sein eigenes Firmament und Gestirn als Ebenbild der grossen Natur. „Also ist im Menschen ein Firmament, wie im Himmel; aber nicht beide aus einem Stücke, sondern es sind zwei. Es sind die Corpora Microcosmi Astralia, die des Vaters Art erben. Der Organismus der Natur und der Organismus des Menschen sind wie Vater und Sohn. Wer den einen erkennt, der erkennt auch den andern."*)

---

*) Folgende Tabelle stellt eine Vergleichung der Prinzipien im Makrokosmos und Mikrokosmos dar:

Makrokosmos.	Mikrokosmos.
1. ♃ Das Firmament, der „Raum" (Allmacht).	Die Individualität (das Firmament).
2. ☿ Der Universalgeist (All-Weisheit).	Erkenntnis.
3. ♀ Die Weltseele (Universal-Wille).	Liebe.
4. ♄ Das Reich der Ideen (Gedankenwelt).	Intellekt.
5. ♂ Das Reich der Instinkte (Elementargeister).	Leidenschaft.
6. ☉ Die formenerzeugende Kraft in der Natur.	Lebenskraft.
7. ☾ Die Astralwelt, deren sichtbare Erscheinung die irdische Körperwelt ist.	Der Astralkörper, dessen äusserliches Abbild der sichtbare Körper ist.

Vergl. H. P. Blavatsky, „Die Geheimlehre".

Es ist ein allgemeiner Aberglaube, dass die Wissenschaft es nur mit der Materie zu thun habe, und dass sie der „Geist" nichts angehe. Die Ursache dieses Irrtums ist, dass die Repräsentanten der modernen Wissenschaft nicht wissen, was „Materie" ist, und dass in jedem Atom von Materie unsichtbare Essenzen enthalten sind, welche man mit dem Sammelnamen „Geist" bezeichnet; ja dass jedes materielle Ding ein äusserlicher Ausdruck einer Summe von geistigen Kräften ist. Die ganze Welt, sowie jedes einzelne Ding, gleicht einem Ei, in welchem Schale, Eiweiss und Dotter zu unterscheiden sind. Die äusserliche Beobachtung zeigt uns nur die Schale, nicht aber das Innere (Seele und Geist), und noch viel weniger den Vogel, der sich aus diesem entwickelt, und dennoch ist dieser die Hauptsache und auch die Krone des Ganzen. So ist auch der Mensch gleichsam ein kleines Ei in dem grossen Welten-Ei, und in beiden ist dasselbe Wesen mit allen seinen Kräften enthalten.

„Wie durch ein Ei in seiner Schale die ganze Welt figurieret wird, und ein Hühnlein mit seinen Fittigen darin verborgen liegt, also sollten alle Dinge, die den Menschen und die Welt in sich begreifen, im Arzte verborgen

liegen, und er erkennen, dass nichts anderes
im Himmel und in der Erde ist, als was er im
Menschen auch findet, und auch nichts im
Menschen, das nicht auch Himmel und Erde
haben. Ferner, dass diese zwei in nichts von
einander geschieden sind, als durch die Gestaltung der Form. Aber aus der Phantasie
des Kopfes wird dies nicht verstanden, sondern
nur aus dem Lichte der Natur, welches angezündet wird durch den heiligen Geist,
welcher seine Weisheit offenbart, so dass sich
die viehische Vernunft darüber verwundern
muss."*)

Wer intellektuell die äusserlichen Offenbarungen der Naturkräfte kennt, der ist ein
Philosoph, aber über dem Reiche des Intellekts
ist das höhere Reich der wahren Erkenntnis;
über dem „Wissen" das „Gewissen", und wer
diese geistige Erkenntnis hat, ist ein Theosoph,
denn er erkennt nicht nur die irdische Natur,
sondern die Gottesnatur.

„Es sind zwei Philosophen (im Menschen),
der eine des Himmels der andere der Erde.
Beide zusammen machen einen ganzen Arzt.
Wer das Untere in seiner Erkenntnis hat, der

---

*) Paragranum I, S. 32.

ist ein Philosoph, wer das Obere in seinem
Gewissen hat, ist ein Astronom (Theosoph);
aber beide zusammen haben nur einen Verstand
und eine gemeinsame Kunst, und unter ihnen
sind die Mysterien der vier Elemente."*)

Aus der Getrenntheit der Formen und der
Unsichtbarkeit des Wesens entsteht die irrige
Vorstellung, dass der Mensch ein von der
grossen Natur getrenntes und für sich allein
bestehendes Wesen sei. Thatsächlich ist sein
Wesen nicht nur in seinem Körper, sondern
auch ausserhalb desselben, d. h. seine geistigen
Kräfte sind nicht in seiner Haut eingeschlossen,
und es ist ebenso richtig zu sagen, dass seine
Seele einen Körper in sich trage, oder dass
sein sichtbarer Körper der Mittelpunkt seines
Wesens sei, als dass er eine Seele in seinem
Körper habe. Wir können ihn deshalb auch
in obigem Beispiele als den Dotter des Eies,
und die „Seele" als das Weisse betrachten.

„Dass man den Astralkörper nicht sehen
kann, hindert nicht dessen Vorhandensein. Man
kann die Luft auch nicht sehen, und dennoch
leben wir in ihr so wie die Fische im Wasser.
Der Mensch gleicht einem Ei. Das Ei bewahrt

---

*) Paragranum I, S. 29.

das Leben und das Wesen. Der Dotter bedeutet die untere Sphäre, das Klare die obere.
Eins wird von dem andern getragen. Das ganze
Ei ist Himmel und Erde. So du nun das Klare
des Eies, welches nicht sichtbar ist, nicht er-
kennst, wie willst du die Ursache der Krankheiten erkennen?"*)

Der Inhalt des grossen Eies (die Natur)
wirkt beständig als Weltgeist, Weltseele und
Weltkörper auf den Inhalt des kleinen Eies,
auf Geist, Gemüt und den Körper des Menschen
ein; das kleine Ei ist die Werkstätte für die
Kräfte des grossen, und jede Kraft im kleinen
steht im Zusammenhang und Wechselwirkung
mit der ihr ähnlichen Kraft im grossen Ei.

„Weil der Mensch aus Erde und Himmel
geboren ist, muss er leiden, was sie leiden,
und anziehen, was in ihnen ist. Weil er aus
Erde ist, muss er essen; weil er aus Wasser
ist, trinken; weil er aus Luft ist, atmen, und
weil er aus dem Elemente des Feuers ist, muss
er Wärme haben. So zieht ein Kräftecentrum
in ihm gleichartige Kräfte an, und aus dem
Punkte wird ein Kreis. So entstehen Krankheiten in ihm. Ist aber kein Anziehungspunkt

---

*) Vergl. Paragranum I, S. 45.

vorhanden, so findet auch keine Anziehung
statt. Der Arzt soll wissen, was im Himmel
und in der Erde ist, in Wasser, Luft und Feuer,
damit er erkenne, was die Bande sind, die den
Menschen binden, und wie er sich aus denselben befreien kann.*) Der Himmel ist der
Mensch, und der Mensch ist der Himmel, und
alle Menschen ein Himmel, und der ganze
Himmel nur ein einziger Mensch. Die Erhal-
tung der Gesundheit aber besteht darin, dass
der Mensch als individuelle Einheit im Ganzen
in Übereinstimmung mit dem Gesetze der Einheit des Ganzen ist; nicht nur in Beziehung auf
seinen materiellen Körper, sondern auch was
seine höheren Prinzipien betrifft, da der sichtbare Körper nur das sichtbare Endprodukt
dieser Prinzipien ist. Somit ist die noch so
ignorierte und von der Unwissenheit verachtete
Kenntnis des wahren Wesens der Menschen
und seiner Beziehungen zu den geistigen Kräften
im Weltall die einzige Grundlage, auf der sich

---

*) Auch hier ist nicht zu vergessen, dass die äusser-
lich wahrnehmbaren „vier Elemente" oder Aggregats-
zustände" nichts als der äusserliche Ausdruck geistiger
Kräfte sind, und dass jedes der vier Elemente selbst seine
vier Daseinszustände hat, von denen nur der niedrigste
(materielle) sinnlich wahrnehmbar ist. (Siehe „Lotusblüthen"
Vol. 1, S. 47.)

eine nicht zu Täuschungen, sondern zu wahrer Erkenntnis führende medizinische Wissenschaft aufbauen kann.

3. Alchemie.

Unter „Alchemie" versteht Paracelsus die Kunst, dasjenige zu vollenden, was die Natur allein ohne Hilfe des Menschen nicht fertig bringt. Die Natur bringt z. B. Getreide hervor, aber der Bäcker macht Brot daraus. Somit ist der Bäcker ein Alchemist, wie auch der Weber, der aus Pflanzenstoffen Tuch macht, der Gärtner, der einen Obstbaum, oder der Erzieher, der das Gemüt eines Kindes veredelt.

Die Alchemie ist die Chemie des Lebens. Während in der Chemie nur Stoffe miteinander verbunden oder geschieden werden, wobei am Ende nichts Neues zustande kommt, tritt in der Alchemie noch das Leben hinzu, wodurch sich dann etwas Neues entwickeln kann, wie z. B. aus einem Samen ein Baum; und da es vier Daseinsstufen giebt, auf denen das Lebensprinzip thätig ist, so sind auch vier Arten von Alchemie zu unterscheiden, nämlich die göttliche, geistige, astralische und physische, die aber auch wieder alle zusammenhängen, sowie

Weisheit, Intellekt, Instinkt und Körperlichkeit.*)
Auf jeder dieser Daseinsebenen sind die sieben
Planeten (Prinzipien) in Wirksamkeit, und was
im Anfange nur als Idee existiert, kann durch
die ihm innewohnende Geisteskraft schliesslich
sinnlich wahrnehmbar, leiblich und körperlich
offenbar werden, vorausgesetzt, dass die hierzu
nötigen Bedingungen vorhanden sind.**)

Gott ist der grosse Alchemist, aus dessen
Weisheit alle Welten durch die schöpferische
Kraft seines Willens entstehen; die Natur ist
die Werkstätte, in der die Ideen des Welt-
geistes sich verkörpern durch die Kraft der
Natur, die ein Abglanz der ewigen Urkraft ist.
Die alchemische Werkstätte des Geistes ist das
Gemüt (Manas) des Menschen, in welchem
Ideen aufgenommen, gesammelt, zusammengesetzt und analysiert werden; das alchemische
Laboratorium des Körpers ist der Magen und
der Verdauungskanal. Sowie sich um irgend
einen Gedanken die damit verwandten Ideen
sammeln, so nimmt auch jedes Organ das, was
ihm zugehört, in sich auf. „Was zum Gehirn
gehört, wird durch ☾ zum Hirn geführt; was

---

*) Siehe „Lotusblüthen" Vol. I, S. 411.
**) F. Hartmann, „Die weisse und schwarze
Magie" S. 149.

zur Milz gehört, durch ♄ zur Milz, ☉ zum Herzen, ♀ zu den Nieren geführt u. s. w.*) Ein jedes Organ erhält von den Prinzipien, die zu seinem Wesen gehören, seine Kräfte und Tugenden, und diese Kräfte sind die Arcana, welche arzneilich wirken.

Aus diesem Grunde bestehen auch die Heilkräfte der Arzneien nur in deren ätherischen Bestandteilen; alles andere kann nur mechanisch wirken. „Dieweil nun der Himmel durch seine Astra dirigiert, so muss die Arznei dermassen in Luft (in einen ätherischen Zustand) gebracht werden, dass sie von den Astris regiert werden kann. Denn welcher Stein wird von den Astris aufgehoben? Keiner, als allein das Volatile, die Quintessenz,*) das Arcanum.

---

*) Paragranum I, Tract. 3, S. 62.

**) In jedem Dinge sind fünf Daseinszustände zu unterscheiden: 1. der feste, 2. der flüssige, 3. der flüchtige, 4. der gasförmige (feurige), 5. der ätherische. In letzterem besteht das „fünfte Wesen“ des Dinges oder seine Quintessenz.

Die indische Philosophie bezeichnet die Prinzipien, welche diesen Erscheinungsformen zu Grunde liegen als Tattwas oder Ätherschwingungen, nämlich: 1. Akâsa (Äther), 2. Vâyu (Luft), 3. Têjas (Licht), 4. Apas (Wasser), 5. Prthivi (Erde). Diesen entsprechen die fünf Bewusstseinszustände wie folgt: 1. Akâsa = Hören, 2. Vâyu = Fühlen, 3. Têjas = Sehen, 4. Apas = Schmecken, 5. Prthivi = Riechen.

Darnach muss man wissen, was das Astrum in
diesem Arcano sei, und darnach was Astrum
dieser Krankheit sei, und was Astrum in der
Arznei sei wider die Krankheit. Mache Arcana
und richte dieselben gegen die Krankheit.
Solches alles bringt zu Ende die Alchemie,
ohne welche die Dinge nicht geschehen mögen."

Wo es dem Magen nicht möglich ist, den
ätherischen Teil der Arzneien von dem grob-
stofflichen Teile zu scheiden, da hilft die
menschliche Kunst. „Die Arcana sind Arznei
und die Arznei sind Arcana, und die Arcana
sind Volatilia. Wie kann da der Suppenwust
und Sudelkoch Apotheker sich rühmen? Wie
gross ist die Narrheit in den Doctoribus, die
also in diesem Suppenwust die Bauern herum-
führen und betrügen, und geben ihnen Lat-
wergen, Syrupe, Pillen und Salben, und ist
alles weder Grund noch Arznei, ohne Wissen
oder Verstand. Die Arcana sind flüchtig und
nicht körperlich; sie sind Chaos und Clarum,
durchsichtig (unsichtbar) und in der Gewalt des
Gestirnes." *)

Wir haben es daher in den „Arcanen" mit verschiedenartigen Schwingungen des Äthers zu thun. Näheres darüber
ist in Sankaracharya's „Tattwa Boddha" und in den
„Lotusblüthen" Vol. IV, S. 464 zu finden.

*) Paragran. III, 3.

Um die Wirkungen der Arzneien zu verstehen und sie richtig anzuwenden, dazu genügt
das Lesen von Büchern nicht, sondern es bedarf hierzu der eigenen Einsicht in die tieferen
Geheimnisse der Natur und der Erfahrung.
„Wer kann einen Arzt loben, der nicht der
Natur Art und Weise kennt, oder wer soll ihm
vertrauen? Dieweil doch der Arzt nichts anderes sein soll, als ein Erfahrener der Natur,
und einer, der da weiss der Natur Eigenschaft,
Wesen und Art. So er diese Dinge in ihrer
Zusammensetzung nicht kennt, was ist er dann
im Wiederauflösen derselben? Alle die Werke,
die die Natur für sich getrieben hat (die
Krankheitsprodukte), von einer Stufe zur andern,
die müsset ihr wieder auflösen, und wenn wir
in dieser Auflösung nichts wissen und können,
so sind wir nur Mörder und Erwürger.“

Es wird viel gelesen, aber wenig verstanden.
„Ihr thut nichts als lesen, das ist in dem, und
das in dem, und das ist schwarz, und das ist
grün, und weiter weiss ich bei Gott nichts
mehr, denn also find' ich's geschrieben. Wär'
es nicht geschrieben, so wüsstest du gar nichts.
Die Kunst der Alchemie aber zeigt mir an,
was wahr ist, und was ihr nicht zu probieren
versteht. Diese Kunst kann keiner ausüben,

der nicht die eigene Erkenntnis hat. Wenn du schon noch soviel lesest und wissest, so ist doch dein Wissen nicht dein (eigenes) Wissen. Die Alchemie ist die eigene Erkenntnis der grossen verborgenen Tugenden, so in den Dingen der Natur liegen, die niemand offenbar sind, es sei denn, dass die Alchemie sie offenbar mache und hervorbringe. Ohne diese ist es, wie wenn jemand im Winter einen entlaubten Baum sieht, den er nicht kennt, und weiss nicht, was darin ist, bis der Sommer kommt und eröffnet erst die Sprossen, dann die Blüten und Frucht. Also liegt die Tugend in den Dingen verborgen im Menschen, und nur der Alchemist kann sie erkennen."

„Auch sehet ihr, dass ein Ding nicht allein eine Tugend hat, sondern viele Tugenden, sowie auch die Blumen nicht allein eine Farbe haben, und ist doch jede Blume ein Ding für sich allein. Nun ist in jeglicher Farbe eine besondere Tugend und Kraft, und andere Dinge, die solche Farbe auch haben, haben nicht diese, sondern in solchen Farben andere Tugend. Der Tugenden Offenbarung aber liegt in der Form und der Farbe."*)

*) Da alle Dinge aus Ätherschwingungen zusammengesetzt sind, so ist es begreiflich, dass auch alle Dinge,

„Wer die Wahrheit will," sagt Paracelsus, „der muss in meine Monarchie," d. h. er muss über die nur materielle Beobachtung und die darauf gebaute Spekulation hinauswachsen und in das Reich des Erkennens eindringen, in welchem Paracelsus zu hause war. Die niedere Wissenschaft, welche von diesem Reiche nichts weiss und sich nur in dem Irrsale der sichtbaren Körperwelt bewegt, kann weder Paracelsus, noch dessen Lehren verstehen, noch eine höhere Wahrheit begreifen, weil in ihr selbst keine Erkenntnis des Wesens der Dinge enthalten ist. „Gott giebt dem Ackerbauer und dem Steinmetzen seine Kunst;

welche dieselbe Farbe haben, in Bezug auf ihre Heilwirkung miteinander verwandt sein können. So haben auch Dr. Babbitt in New York und Dr. Gebhard in Berlin nachgewiesen, dass die Heilwirkung von Arzneistoffen aus den darin enthaltenen Schwingungen des Lichtäthers (Tejas) erklärbar ist. Dass rot erregend, blau beruhigend wirkt, ist längst bekannt. Diese Wirkungen beruhen wieder auf den Eigenschaften der Prinzipien, von denen jedes seine ihm eigentliche Farbe hat, nämlich: ♃ blau, ☿ gelb, ♀ indigo, ♄ grün, ♂ rot, ☽ violet, ☉ orange. Diese Farben können auf der Astralebene und der geistigen Ebene wahrgenommen werden von jedem, der die hierzu nötige Begabung besitzt, und es eröffnet sich hier somit ein grosses Feld der Untersuchung für die Gelehrten, sobald diese selbst hinreichend höher geistig entwickelt und veredelt sind, um der Beobachtung auf höheren Daseinsstufen fähig zu sein.

um wieviel mehr sollte der Arzt von Gott seine
Kunst haben, da an dieser doch viel mehr liegt,
und Gott nicht einen ungewissen, sondern einen
Arzt, der seiner Sache gewiss ist, haben will.
Aber die Doktoren haben sich selbst einen
verkehrten Grund ihres Wissens geschaffen,
und somit ist ihr Wissen verkehrt. Sie glauben,
sie hätten Recht, und Gott hätte Unrecht.
Wenn das nicht Betrüger sind, so giebt's
keine mehr.*) Und so ihr noch soviel gegen
mich aufwerfet und scheltet, so bleibt meine
Monarchie, die eure nicht." D. h. die Vielwisserei und Oberflächlichkeit wird verschwinden, die wahre Erkenntnis des Wahren bleibt.

„Philosophie, Astronomie und Alchemie sind
die Grundsäulen der Kunst und Wissenschaft
eines jeden Arztes, und wer auf diese drei
Gründe nicht baut, dessen Arbeit nimmt der
Wind hinweg. Wenn mir auch die hohen
Schulen nicht folgen, so ist das ihre Sache;
sie werden noch niedrig genug werden. Ich
will es euch dermassen erläutern und fürhalten,
dass bis auf den letzten Tag der Welt meine
Schriften bleiben und wahrhaftig, und die eurigen
von den Leuten gehasst sein werden. Es ist

---

*) Paragranum I, 3, S. 73.

nicht mein Wille, dass ihr (euer System) in
einem Jahre schon sollt fallen lassen, sondern
ihr müsst nach langer Zeit eure Schande selbst
eröffnen. Mehr will ich richten nach meinem
Tod wider euch, denn vorher. Der Theophrastus wird euch kriegen auch ohne Leib."

Nicht um die Phantasie handelt es sich,
sondern vor allem um die eigene Erkenntnis
der Wahrheit, die nicht aus Büchern gelernt
werden kann, und ohne welche auch die besten
Bücher nicht verstanden werden. „Lasst euch
deshalb nicht verführen durch die gemeinen
Ärzte, Scherer, Bader etc., die hoch und mächtig
angesehen sein wollen, viel schwätzen, gross
reden und sich viel rühmen, und es ist doch
nichts daran. Also regiert sie der Teufel, aus
dem sie ihre Ordnung (System) haben und
führen. Daran sollt ihr nicht zweifeln, denn
dies beweist ihr vieles Morden und Würgen,
was nicht aus der Hand Gottes (sondern aus
ihrer eigenen Dummheit und Bosheit) geschieht."

Der grösste Schatz des Arztes und Alchemisten ist nicht die Phantasie, sondern
die Weisheit, und ohne diese hat auch die
Gelehrtheit keinen wirklichen Wert. Die Weisheit ist die Selbsterkenntnis der Wahrheit, das

geistige Leben im Menschen selbst, und wird durch ☉ die Sonne symbolisiert; die Phantasie ist das täuschende Licht des Mondes ☽, welches nur insofern Wahrheit enthält, als in ihm ein Abglanz der Sonne enthalten ist. Die Kunst, durch die Selbsterkenntnis der Wahrheit das Wahre vom Falschen zu scheiden, ist die höchste Alchemie, welche nicht durch Eitelkeit, Engherzigkeit, Habsucht und Grössenwahn, sondern nur durch die selbstlose Liebe zur Wahrheit und durch die Erkenntnis des Höchsten in allen Dingen erlangt werden kann.

Vielleicht liessen sich die Grundzüge der Alchemie in folgenden sieben Punkten zusammenfassen:

1. Jedes Ding ist eine Einheit von Substanz, Energie und Bewusstsein, in welcher sieben Prinzipien oder Daseinszustände unterschieden werden können. Das zunächstliegende, dessen sichtbarer Ausdruck der materielle Körper ist, ist der „ätherische" Astralkörper oder „Ätherleib". Dieser ist die Werkstätte der höheren Prinzipien (der Seele) und der Sitz der Lebenskraft, durch welche die Lebensthätigkeit des materiellen Körpers vermittelt wird.

2. Die Seele mit dem von ihr gebildeten

Astralkörper ist nicht nur innerhalb, sondern auch ausserhalb des sichtbaren Körpers. Sie wird von keinem physischen
Körper begrenzt, hat aber ihre eigene
Daseinssphäre (Aura) oder Individualität.
Jedes lebende Wesen hat seine materielle,
ätherische, astrale und geistige Aura und
ist von denselben wie von konzentri-
schen Kugeln umgeben. Diese Sphären
werden durch die Ausstrahlungen seiner
Prinzipien gebildet, und sind je nach dem
Entwicklungsgrad der einzelnen Prinzipien
voneinander verschieden.

3. Die „Seele" eines Dinges wirkt nicht nur
im Körper, sondern durch diese Ausstrahlungen auch auf andere gleichartige
Prinzipien in anderen Formen ein, und
nimmt die Ausstrahlungen anderer in sich
auf. Die Wirkungsphäre eines Dinges
erstreckt sich soweit, als seine Daseinssphäre reicht.*)

4. Die materiellen Ausstrahlungen bringen

---

*) Da der göttliche Geist eines Menschen keine Grenzen
kennt (wenigstens nicht innerhalb der Sphäre unseres
Planeten), so ist auch die Entfernung kein Hindernis
für die Gedankenübertragung zwischen zwei gleichgesinnten
Seelen.

materielle Wirkungen hervor, die ätherischen ätherische, die astralen astrale, die
geistigen geistige, und da das Höhere
auch wieder auf das Niedere wirkt, so
gehen aus diesem Gesetze zahllose Wirkungen und Gegenwirkungen hervor.

5. Jede Kraft entwickelt sich aus ihrem Centrum. Die von lebenden Wesen aus-
gehenden Kräfte enthalten Lebensgeist;
die von einem geistigen Mittelpunkte aus-
gehenden Strahlen können geistige (magische) Wirkungen hervorbringen.*)

6. Aus der Vermischung ähnlicher seelischer
Ausstrahlungen entspringt die Berührung,
aus dieser die Liebe und aus dieser die
körperliche Vereinigung.

7. Dieses Gesetz existiert für alle Wesen und
auf allen Stufen des Daseins, und seine
Wirkungen sind nur durch die äusserlichen
Bedingungen, unter denen es thätig ist,
voneinander verschieden.

In diesem Gesetze liegt der Schlüssel zum
Verständnisse aller chemischen, physiologischen
und pathologischen Vorgänge, Arzneiwirkungen,

---

*) Archidoxis Lib. I. Prolog.

Heilungen u. s. w., die jedem, der dieses Gesetz
nicht kennt, trotz allem Beobachten, Probieren
und Studieren unverständlich sind, sich aber
für denjenigen, der es in sich selbst erkennt,
von selbst verstehen; denn wer nach der Wahrheit in äusserlichen Dingen sucht, der findet
nur die Wirkungen des Gesetzes, nicht aber
die Wahrheit selbst, die der Grund aller Dinge
ist. Wer aber in sich selbst das Gesetz erkennt
und dem Gesetze gemäss handelt, der erkennt
die Wahrheit und den Grund.

„So wollen wir gedenken, die Geheimnisse
der Natur dort, zu suchen, wo das Ende zeiget
den Grund der Wahrheit, und nicht allein diesen
Grund, sondern die göttlichen Geheimnisse an-
giebt und mit der höchsten Liebe den Menschen
erfüllet. Dies ist der Schatz, das Summum
Bonum, und aus diesem Grund schöpfen wir
unsere Medizin.“*)

4. Von der Tugend des Arztes.

Jedermann nimmt es als selbstverständlich
an, dass ein Arzt ein guter, wohlwollender,
uneigennütziger und nach Wahrheit strebender
Mensch sein muss; dass die Weisheit die erste

---

*) Archidoxis Lib. I. Prolog.

Bedingung und das Wesentliche ist, und dass
die Gelehrtheit und Vielwisserei nur in zweiter
Linie und als Hilfsmittel zu seinem Verständnisse in Betracht kommt; aber gerade dasjenige, was einfach ist und sich von selbst versteht, wird von denjenigen, welche sich in der
Vielheit verloren haben, am allerwenigsten
beachtet und geht am Ende gänzlich verloren.
Auch ist es nicht allgemein bekannt, dass nicht
aus dem Bücherlesen, Beobachten und er-
kenntnislosen Experimentieren, sondern aus
Güte, Wohlwollen, Uneigennützigkeit und Wahr-
heitsliebe die höhere Erkenntnis entspringt.
So kommt es denn, dass der vermeintlichen
Vielwisserei viel mehr als der Weisheit gehul-
digt wird, und dass Unverstand, Autoritäten-
wahn, Selbstsucht, Eitelkeit, Neid, Herrsch-
sucht, Lieblosigkeit, Grausamkeit u. s. w. die
„Planeten" sind, welche viele Doktoren regieren.

Alles wahre Wissen, alle wahre Erkenntnis
gehört dem „Engel im Menschen" an, welcher
die Persönlichkeit überschattet, und ist das
Resultat seiner in früheren Inkarnationen gemachten Erfahrungen. Je mehr der persönliche
Mensch sich seinem „Vater im Himmel" nähert,
um so mehr kann sich dessen Erkenntnis in

dem Geiste der irdischen Persönlichkeit wider-
spiegeln, um so mehr nimmt diese an dem
Wissen des „Vaters" teil. Dadurch erklären
sich die angeborenen Talente und das nicht
aus Büchern gelernte Wissen. Indem der
Mensch sich veredelt, wird er durch seinen
„Engel" unterrichtet, und der Engel sammelt
durch ihn neue Erfahrungen. Dies ist das
grosse Geheimnis, von welchem die Thoren,
welche von Gott nichts wissen wollen und die
Gegenwart des Engels in sich selbst nicht
empfinden, nichts begreifen können, und welches
der Weise für sich selber behütet, da es kein
Gegenstand des Streites für die Gelehrten sein
kann. Auf dieses bezieht sich Paracelsus, wenn
er sagt: „Wir wollen unsern Sinn und Gedanken,
Herz und Gemüt den Dummen nicht zeigen
noch geben, und beschliessen also unsere Mauer
mit einem guten Schlüssel, von wegen der
Idioten, die aller Künste Feinde sind."*)

„Wer für seinen eigenen Vorteil arbeitet,
der ist kein Arzt. Ein Lamm wird deshalb
gelobt, weil es zum Nutzen anderer Wolle trägt.
Deshalb wird auch Christus als ein Lamm dargestellt. So soll auch der Arzt wie ein opfer-

---

*) Archidoxis Lib. I. Prolog.

williges Lamm sein, und nicht wie ein reissender
Wolf, der mordet, erwürgt, lähmt, verderbt,
schindet, stiehlt und raubt. Solche Wölfe und
Mörder sind die Ärzte, welche nur des Geldes
wegen praktizieren, und denen doch ihr Gewissen sagt, dass sie damit dem Patienten nichts
nützen. Sie stehlen dem Kranken sein Gut,
nehmen ihm sein Haus und Hof, fressen das
Seine und entblössen ihn und die Seinigen.
Dies sind alle reissende Wölfe. Treue auf
Treue gebühret sich, Wahrheit auf Wahrheit,
Gerechtes auf Gerechtes. Des Arztes Redlichkeit soll sein Ja und Nein. Soll es ein Ja sein,
so muss er seine Kunst vom Grunde aus verstehen, damit es ein Ja sei und werde. Also
soll auch sein Nein ein Nein sein, und er wissen,
was das Nein der Arznei sei. Der wahre Arzt
ist von Gott gesandt und darf daher kein Auf-
schneider sein, kein altes Weib, kein Henker,
Lügner oder Leichtfertiger; denn Gott lässt sein
Wort und Heimlichkeit durch keinen Falschen
offenbar werden, und alle die falschen Pro-
pheten, Apostel und Martyrer werden ausgeschlossen und alle ihre Wunderwerke ver-
worfen, und ihr Gutes und Böses in den Abgrund
der Hölle verstossen. Des Arztes Redlichkeit
ist, dass er so standhaft und wahrhaft ist, als

die erwählten Apostel Christi. Denn er ist
nicht weniger als diese bei Gott. Was aber
nicht in der Wahrheit steht, so unbeweglich
als Gott selbst, steht in der Luft und ist auf
Satan gebaut. Die falschen Martyrer lassen
sich töten wie die gerechten, die falschen
Apostel thun auch Zeichen vor der Welt, und
die falschen Beichtiger beten und fasten, wie
die gerechten, sind aber darum nicht auf die
Wahrheit Gottes begründet, sondern sie thun
es im Namen des Teufels und seiner Kunst.*)
Also suchen und nehmen auch diese Ärzte
Reichtum und Ansehen, und sagen dabei: Wir
sind aus Gott! Seht, was wir können, seht,
was wir thun, seht, was Gott durch unsern
Verstand wirkt, und sie verschweigen dabei
die Wahrheit, dass es durch den Teufel geschieht."

Mancher Narr bildet sich ein, den Willen
Gottes zu thun und im Namen Gottes zu

---

*) Alles menschliche Thun und Unterlassen entspringt
aus den drei Eigenschaften der Natur, T a m a s (Dummheit),
R a d s c h a s (Leidenschaft) oder S a t t w a (Weisheit). Alles,
was aus dem Eigenwillen des Menschen entspringt, ist auf
Selbstsucht gegründet, und hat seinen Ursprung im Teufel,
d. h. in dem angenommenen „Selbst". (Siehe B h a g a v a d
Gita XIV.)

handeln; aber wie könnte jemand den Willen
Gottes thun, wenn er nicht selber göttlich ist
und diesen Willen nicht kennt? Im Willen Gottes
handelt mit Bewusstsein nur der im Geiste
Gottes wiedergeborene Mensch,*) und wo findet
man heutzutage einen Gelehrten, der diese
Wiedergeburt kennt oder selbst in diesem
Geiste wiedergeboren ist? Der nicht wiedergeborene Mensch hat keinen freien Willen, er
ist ein blindes Werkzeug der in ihm wirkenden
Willensformen und Vorstellungen. Er hat allerdings die Wahl, dieser oder jener Laune zu
folgen, und kann Gutes und Böses thun.
Immerhin wird er von seinen Launen beherrscht, und „nur wo der Geist des Herrn
ist, da ist Freiheit".**)

„Nicht weniger soll der Arzt auch eines
guten Glaubens sein; denn wer eines guten
Glaubens ist, der lügt nicht und ist ein Voll-
bringer der Werke Gottes. So wie er ist, ist
er ein Zeugnis seiner selbst, d. h. du musst in
Gott eines redlichen, starken, wahrhaftigen
Glaubens sein, mit allem deinem Gemüt, Herzen, Sinn und Gedanken, in aller Liebe und

---

*) Johannes III, 3.
**) 2. Korinth. III, 17.

Vertrauen.*) Dann wird Gott seine Wahrheit nicht von dir ziehen, sondern dir seine Werke offenbar machen, glaublich, sichtlich, tröstlich. So du aber in diesem Glauben nicht eins mit Gott bist, so wird er dir in deinen Werken fehlen, und dann hat auch das Volk keinen Glauben an dich, denn sie sehen, dass du unwahr, lügenhaft, zweifelnd und unwissend bist, dass deine Sache in Gott (in Wahrheit) nichts ist, und dass du ein Schwärmer in der Heilkunde bist, gleich einem, der da viel predigt und lehret, und neben ihm geht kein apostolisches Werk, denn der Buchstabe ist tot. Also ist es mit solchen ungegründeten Ärzten. Dieweil die Heilkunde nichts anderes sein soll als Wahrheit, so muss sie auf Gott und in Gottes Wahrheit und in keiner Lüge gegründet sein. Heilig ist der Geist, welcher anzündet das Licht der Natur (den Verstand). Der Teufel (der gottlose Intellekt) erfindet nichts aus sich selbst (ohne dieses Licht). Wird aber durch dieses

---

*) Wo findet man heutzutage einen Gelehrten, der einen höheren Glauben kennt, als den phantastischen Glauben, der seinen Vorstellungen entspringt, und wie könnte jemand den wahren Glauben kennen, wenn er ihn nicht hat? Ist doch der Glaube eine geistige Kraft, welche dem „Engel" im Menschen, und nicht der irdischen Maske (der Persönlichkeit) angehört. (Vergl. Markus XVI, 17, 18.)

Licht etwas gefunden, so ist der Teufel (im
Menschen) gleich als Wegweiser da, der alle
Dinge, die uns Gott giebt, zu fälschen und zu
Lügen und Selbstbetrug zu machen sucht."
Der Intellekt, welcher den Grund der Wahrheit
nicht kennt, geht immer irre. „So verführt
der Teufel die Gelehrten, und sie werden von
Gott, den sie verleugnen, dadurch gestraft,
dass sie ohne Gott sind, mit Lügen ihre Zeit
vergeuden, suchen und grübeln und dennoch
sterben, ohne die Wahrheit gefunden zu haben.
So wandeln alle Fakultäten und Ärzte in Lüg-
nerei, halten die Lüge für Wahrheit und ver-
harren darin. Sie sind dem Teufel ergeben
und erhalten sein Reich."

„Und auch in allen übrigen Dingen soll
der Arzt rein und keusch und nicht hoffärtig
sein; denn sobald er im Sinne hat, seinen
Gewinn (Wissenschaft etc.) anders zu gebrauchen, als aus reinem Herzen, so steht er auf
einem falschen Grund; denn Gott lässt aus dem
Guten, das aus ihm gewonnen wird, den Hu-
rern und Schurken nichts Gutes entspriessen.
Das Gute, das ein Arzt erwirbt, ist ein anderes
als das eines Kriegsmannes und soll nicht zu
Bübereien missbraucht werden. Die Kunst ist
aus Gott, aber euer Missbrauch und euer Wesen

aus dem Teufel, und wenn ihr damit auch viel
gewinnt und reich werdet, so ist derjenige,
welcher mit gestohlenem Gut reich wird, doch
bei Gott nichts anderes als ein Dieb. Aus
Gott werden alle Menschen genährt und geführt; Gott giebt uns die Wahrheit. Wenn
wir uns aber mit Lügen ernähren wollen, so
wird die Wahrheit Lüge bei uns und wir leben
als Lügner. Ein einfältiger Bauer kann dies
alles begreifen, aber die Gelehrten begreifen
es nicht."

„Der Arzt soll der Ordnung der Natur
gemäss handeln; denn er ist nicht den Menschen
unterworfen, sondern Gott durch die Natur.
Der Leib hat ein anderes Licht für sich selbst,
und ein anderes Licht ist das Licht der Natur,
betreffend die Art (seiner Offenbarung). Nun
sollen sich diese zwei Arten zusammenfügen,
dass eins das andere recht angreife und eins
auf das andere laute. Der gezogene Leib (der
anerzogene Intellekt) ist in fremden Dingen
aufgewachsen. Wer sich selbst empfindet (zum
wahren Bewusstsein gekommen ist), der ist
ausgewachsen; wer in ein unbekanntes Wesen
geht, der ist (sich selbst) fremd. So ist die
Art des Lichtes der Natur, dass sie (in das
untere Licht) eingeht, kleiner als ein Senfkorn,

und darin zu einem Baume erwächst, in dessen Zweigen sich viele Vögel aufhalten können. So soll der Mensch ein solcher Baum werden und die Lehre Christi vom Senfkorn erfüllen, und erkennen, dass der Mensch nicht allein für sich selbst ist, sondern für alle andern; aber ein alter ausgewachsener Baum (ein verkommenes Gemüt) kann kein wahres Licht fassen, und ist gegen dieses Senfkorn so gut wie tot."*) Aus den alten Ärzten und Professoren

---

*) Paragranum IV. — Folgende Figur versinnlicht das Gesagte.

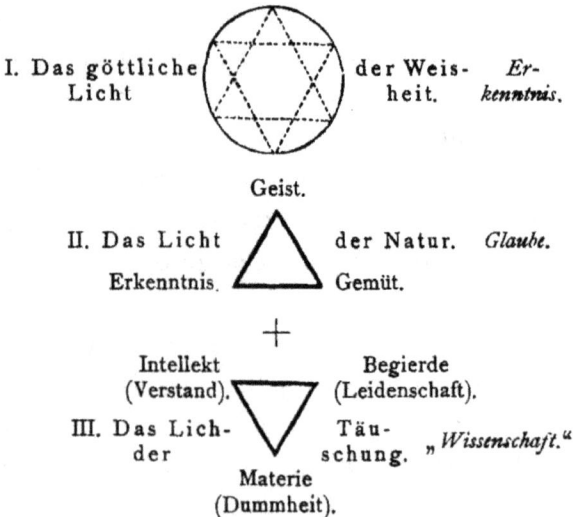

I. Das göttliche Licht   der Weisheit.   *Erkenntnis.*

Geist.

II. Das Licht   der Natur.   *Glaube.*

Erkenntnis.   Gemüt.

Intellekt (Verstand).   Begierde (Leidenschaft).

III. Das Licht der   Täuschung.   „*Wissenschaft.*"

Materie (Dummheit).

Der Kreis stellt die Sonne der Weisheit (die Selbsterkenntnis der Wahrheit) dar, deren Licht (der heilige

ist nichts mehr zu machen, „denn wie könnte aus einer alten Tanne eine Eiche werden. Sie sind ausgewachsen und verwachsen, im Moder vermoost und verwickelt, so dass nichts als Knorren und Knüppel daraus werden. Wenn ein Arzt auf dem richtigen Grund stehen soll, so muss das Senfkorn (des Glaubens) in der Wiege in ihn gelegt werden, und er muss in dieser Kraft aufwachsen, wie die Grossen und Heiligen bei Gott."

„Die Treue eines Arztes aber liegt nicht darin, dass er den Kranken fleissig besucht, sondern darin, dass er den Kranken erkennt und mit Treue und Fleiss gelernt habe, was ihm anliegend sei. Maulgeschwätz, Schein und Namen (Grossthuerei) gehören nicht dazu und sind ausserhalb der Liebe. Die Liebe liegt darin, dass man lernt dem Kranken nützlich

---

Geist) den himmlischen (inneren) Menschen erleuchtet. Das obere Dreieck ist das Symbol des Bewusstseins dieses himmlischen Menschen, der sein Licht vom heiligen Geiste der Selbsterkenntnis empfängt. Das untere Dreieck ist das Symbol des Bewusstseins des irdischen (sterblichen) Menschen, der von oben erleuchtet werden kann, wenn er sich über das Reich seiner Illusionen erhebt. Die beiden Dreiecke in ihrer Vereinigung stellen die Vereinigung von Erkenntnis und Verstand, von Gott und Mensch, die Durchdringung des Dunkels durch das Licht der Erkenntnis, dar.

zu sein. Auch kann keiner ein Arzt sein ohne
Erfahrung, und dieses Lernen durch die Erfahrung dauert fort, solange man lebt. Nicht
um seiner selbst willen sollte der Arzt lernen
wollen, sondern um dem Kranken zu nützen,
sonst hängt ihm der Doktortitel an, wie einem
Bauern der Adel."

Auch soll der Arzt kunstreich sein, dieweil
in ihm selbst die grössten Arcana liegen. Er
muss wissen, was über der Natur (Erscheinung)
und Art (Form) ist, was über dem Leben ist,
was sichtbar und was unsichtbar ist, dass er
die Kranken gesund, die Blinden sehend mache
und die Toten auferwecke. Darin liegt keine
Kunst, Doktor oder Magister zu werden; dies
kann man um Geld; aber die Kunst ist, ein
Doktor oder Meister in Wahrheit zu sein."

„Im Kranken selbst sollen vorhanden sein:
Die natürliche Krankheit, natürlicher Wille,
natürliche Kraft. In diesen Dreien stehet des
Arztes Werk zu vollenden.*) So nun etwas

---

*) Natürliche Krankheiten sind zu unterscheiden von
solchen, die aus magischen Ursachen entspringen. Der
natürliche Wille ist nicht der eingebildete Wille der Phantasie. Die natürliche Kraft ist die zur Überwindung der
Krankheit nötige Lebensenergie. So findet man z. B. bei
Schwindsüchtigen häufig eine völlige Energielosigkeit, und

anderes in ihm ist, so hat er vom Arzte keine
Heilung zu erwarten; denn auch diejenigen,
welche Christus gesund machte, mussten fähig
sein zu empfangen, und weniger ist die Kraft
eines Arztes, als die Kraft Gottes selbst. Es
ist eine Austeilung bei Gott über die Menschen
und über die Natur, die niemand ermessen,
ergründen oder erfahren kann."*)

„Ich lobe mir die spagyrischen Ärzte (Alchemisten); denn sie gehen nicht herum wie
die Faullenzer, in Sammt und Seide gekleidet,
aber mit leeren Köpfen; sondern sie arbeiten
Tag und Nacht in ihrem Laboratorium (im
Innern) und lassen das Feuer (der Liebe zu
Gott und dem Nächsten) nie ausgehen. Sie
machen nicht viele Worte und Geschrei, denn
sie wissen, dass das Werk den Meister loben
soll, und nicht der Meister das Werk."**)

Meinungen, Theorien, Glaubensartikel, Fürwahrhalten, Dünken und Wähnen entspringen
aus vielerlei Gründen, aus verschiedenartigen

---

durch eine Wiedererweckung des Selbstbewusstseins und
der daraus entspringenden Willenskraft und Energie sind
schon viele schwere Fälle geheilt worden.

*) Dies bezieht sich auf Krankheiten, die aus dem
unerforschlichen Gesetze des Karma ·des Kranken entspringen.

**) De Natura Rerum p. 325.

Beobachtungen, Versuchen, Überlieferungen
u. s. w. Deshalb ist auch das Gebäude der
menschlichen Wissenschaft ein Stückwerk und
aus vielerlei Ansichten zusammengesetzt; aber
die Weisheit, d. h. die wahre Erkenntnis der
Wahrheit selbst, entspringt nur aus einem einzigen Grund, aus der Offenbarung der Wahrheit
selbst. „Ebensowenig als es zwei Kreise geben
kann, die einander nicht ähnlich sind, ebensowenig kann die Weisheit aus einem andern
Grund als aus ihrem eigenen hervorgehen, und
wie alle Zahlen aus der Eins hervorgehen, und
alle Menschen und Dinge unter einer Zahl
gezählt werden, und allein durch die Zahl viel
oder wenig verstanden wird, so ist auch die
Zahl der Weisheit nur eine einzige, und ausserhalb derselben ist keine andere Zahl."*)

Der Grund der Erkenntnis der Wahrheit
besteht in dem Dasein der Wahrheit, die nur
eine einzige, ewig und unveränderlich ist. Wenn
die Wahrheit im Bewusstsein des Menschen
offenbar wird, da ist die Erkenntnis da, und
wo sie sich nicht offenbart, da bleibt selbst
der gelehrteste Mensch ohne wahre Erkenntnis
und gleicht einem Tiere, das man wohl zu

---

*) De Fundamento Sapientiae. Tr. I.

diesem oder jenem abrichten kann, das aber für sich selbst keine eigene wahre Einsicht besitzt.*)

5. Die Bücher, welche der Arzt studieren soll.**)

1. Sapientia. Das Buch der Gotteserkenntnis, d. h. die Weisheit, welche der Mensch in seinem Bewusstsein finden muss. „Dieses ist das höchste und erste Buch, ohne welches ein Arzt nichts Gutes ausrichten kann. Aus diesem kommt die rechte Vernunft, der rechte Verstand und das rechte Erwägen. In der Weisheit (Selbsterkenntnis) ist der Grund

---

*) Man sagt, dass Vier die Zahl der Weisheit sei, weil die wahre Erkenntnis eintritt, wenn die Einheit (die Wahrheit) in der Dreieinigkeit offenbart, wie es durch die beifolgende Figur symbolisch dargestellt ist.

Erkenntnis.

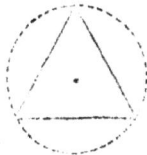

Erkenner.   Erkanntes.

Der Mittelpunkt erweitert sich im Bewusstsein zum stets wachsenden Kreise. Dadurch wächst die Erkenntnis und breitet sich aus. So wird aus der Dreiheit die Vierheit. Dies wird die „Quadratur des Zirkels" genannt.

**) Labyrinthus Medicorum.

aller Dinge, und dieses Buch ist Gott selbst;
denn allein bei dem, der alle Dinge geschaffen
hat, liegt die Weisheit und der Grund aller
Dinge. Die Weisheit kommt von Gott, und
deshalb können wir sie ebensowenig aus uns
selbst haben, als wir aus uns selbst Tag und
Nacht, Sommer und Winter machen können.
Somit sollen wir vor allem das Reich Gottes
suchen, in welchem alle Weisheit liegt. Auch
die Natur kommt von Gott und ohne Gott entsteht nichts. Der Geist Gottes ist niemandens
Eigentum, es kann niemand über ihn verfügen.
Der Arzt muss selbst in diesen Geist eingehen
und seine Weisheit aus ihm schöpfen. Wer
nicht in diesen Geist eingeht, der erlangt keine
Weisheit.*) So soll unsere Weisheit aus Gott
fliessen, und wir erlangen sie, indem wir Gott
(in uns) suchen und ihn bitten; denn wer recht
bittet, dem wird nicht ein Stein statt eines
Brotes gegeben werden. Was aber ohne den
Geist Gottes in den Schulen erfunden wird,
das ist alles nur Schein, oder Finsternis ohne
Licht. In unserem eigenen Innern müssen wir

---

*) Dies ist der grosse Irrtum so vieler „Theologen",
dass sie sich grösser dünken als Gott, und den Geist
Gottes sich unterwerfen und dienstbar machen wollen, anstatt in ihn einzugehen und ihn in sich aufzunehmen.

die Geheimnisse Gottes kennen lernen, so werden sie uns offenbar. Wer das Buch Gottes nicht kennt, der ist mit sehenden Augen blind.*)

2. Firmamentum. Das Buch der Natur. Dies ist die Kunst, den Charakter des Ganzen in seinen einzelnen Erscheinungen zu erkennen. „So giebt sich ein Baum von selbst durch seine Erscheinung als das, was er ist, zu erkennen, und bedarf keines anderen Zeugnisses, um zu beweisen, dass er ein Baum ist, und ein Brief, selbst wenn er über hundert Meilen weit herkommt, giebt uns ein Bild des Charakters desjenigen, der ihn geschrieben hat. Der Arzt sollte die Fähigkeit haben, in seiner Weisheit das Wesen der Dinge zu sehen; dann kommt der Verstand und prüft das, was die Weisheit sieht, im Spiegel der Natur. Das Buch der Natur betrügt niemanden. Wenn wir es nicht lesen können, oder es missverstehen, so ist nicht die Natur, sondern unser eigener Unverstand daran schuld. Wer ein Künstler ist, der versteht seine Kunst, und wer die Kunst lernt, der wird ein Künstler. Wer ein Ding in

---

*) Dies ist das Buch „Dzyan", d. h. die Selbsterkenntnis, in welcher die Erkenntnis aller Dinge enthalten ist.

Wahrheit erkennen will, der muss es so auf-
fassen, wie es in Wirklichkeit ist, und nicht
als was es ihm seine Phantasie vorspiegelt.
So muss auch die Natur aus ihrem eigenen
Grunde verstanden werden, so wie sie ist, und
nicht aus dem, was die Phantasten über sie
faseln."*)

3. Das Buch der vier Elemente. „Die
Elemente sind die Mütter der sichtbaren Körper.
Aus dem Äther entspringen Erde, Luft, Wasser
und Feuer, und in jedem derselben sind die
drei Zustände, ♃ ☉ ☿, zu unterscheiden. Aus
diesen dreien wachsen alle Dinge. Wer die
Eigenschaften der Elemente in ihren drei Zuständen kennt, der findet darin die Erklärung
der Entwicklung aller Krankheiten. Durch das
Buch der vier Elemente findet er die Beschreibung der Menschen."

4. Das Buch des Menschen. „Das ist
nicht genug, dass der Körper des Menschen
gesehen und aufgeschnitten und wieder besehen
wird. So sieht ein Bauer auch, der in einen
Psalter schaut und nichts davon versteht. Man

---

*) Die Natur ist ein Alphabet, die einzelnen Erschei-
nungen darin die Buchstaben. Wer richtig lesen will, muss
das ganze Alphabet kennen.

muss nicht nur Beobachter, sondern auch Philosoph sein. Wo der Philosoph aufhört, da fängt
der Arzt an."

5. Das Buch der Alchemie, „ohne welches keiner ein Arzt sein kann. Die Alchemie
ist die Kunst, die Lebenskraft ist der Künstler.
Durch sie wird das Brot im Magen verdaut
und in Blut und Fleisch verwandelt, was nicht
durch den Backofen geschehen kann. Darum
ist die Alchemie eine von Gott eingesetzte
Kunst und die rechte Kunst der Natur. Die
Sudelkocherei aber ist von den Apothekern
erfunden. Ein Doktor ohne alchemistische
Kenntnisse ist ebensowenig ein wirklicher Arzt,
als das Spiegelbild eines Menschen ein wirklicher Mensch ist."

6. Das Buch der Erfahrung. „Das
richtige Wissen beruht in der Erfahrung dessen,
was als wahr und richtig befunden wird. Die
Erfahrung bildet nicht bloss das Wissen, sondern das Wesen des Menschen und verleiht
ihm sein Können. Jeder sollte sein eigenes
Wissen auf den höchsten Grad bringen, und
sich nicht damit begnügen, sich auf die An-
gaben anderer zu verlassen."

Dies sind die Bücher, die jeder Arzt

kennen soll; dann erst werden ihm die folgenden nützlich sein:

7. Die Apotheke der Natur. „Die ganze Natur ist eine Sammlung von Naturkräften, die zum Guten sowohl als zum Bösen verwendet werden können, und dieselben Kräfte sind auch im Menschen enthalten. Die Heilung geschieht durch die Natur, und die Weisheit des Arztes kann sie leiten. Jeder Mensch hat den Erhalter seiner Gesundheit, wie auch deren Zerstörer in sich, und was der eine zerbricht, das baut der andere wieder auf. Beide gehen stets gegeneinander. Wäre der von Gott eingesetzte innerliche Arzt (die Heilkraft) nicht vorhanden, so bliebe des äusseren Arztes wegen nichts am Leben. Der äussere Arzt kann dem inneren Arzte beistehen, wenn dieser ermüdet ist; aber gegen den Tod giebt es kein anderes Mittel, als die Gegenwart dessen, der den Tod überwunden hat."

8. Theorie. „Die richtige Theorie ist diejenige, welche aus der Erkenntnis der Natur hervorgeht. So wie die wahre Theologie aus der Gotteserkenntnis stammt, so geht die Arzneikunde aus der Naturerkenntnis hervor. Was das Buch der Natur in seinem innersten Grunde

uns lehrt, ist wahr, denn Gott hat es selber
geschrieben, eingebunden und aufgelegt. Was
auf dem Papiere steht, sind nur Buchstaben.
Aus dem Lichte der Natur und nicht aus dem
Scheine der Phantasie kommt die wahre Erleuchtung. Wir sehen, wie sich am klaren
Himmel ein kleiner Dunst, und aus diesem eine
Wolke bildet. Dann folgt Regen, Hagel oder
Schnee. So müssen wir auch den Ursprung
und Verlauf der Krankheiten aus dem Buche
der Natur lernen."

9. Offenbarungen. „Der Grund der verborgenen Krankheiten liegt im siderischen
Körper (Astralkörper), und muss durch diesen
erkannt werden, denn derselbe sieht in die
(astrale) Natur, wie die Sonne durch ein Glas.
Alle verborgenen Dinge, die dem irdischen
Leib nicht offenbar sind, werden durch die
magische Kunst offenbar, und es ist nötig, dass
ein Arzt darin bewandert sei; denn ohne diese
Kunst irrt er, und ist besser zum Betrüger
geeignet als zur Wahrheit. Die Magie ist die
Anatomie der Medizin. Wie ein Metzger einen
Ochsen zerlegt und sieht, was darin ist, so
offenbart die Magie alles, was in allen Teilen
der Natur enthalten ist. Die leiblichen Augen

sehen die Form, aber der Verstand sieht die darin enthaltenen Tugenden. In den Tugenden, und nicht im Leib, liegt die Arznei. Der Geist oder das Wesen ist dem siderischen Menschen offenbar, so wie der elementarische Körper dem äusseren Menschen vor Augen liegt. Wer dieses Buch der Magie besitzt, dem schadet es nichts, wenn auch alle gedruckten Bücher verloren gehen."*)

10. Die Erkenntnis der Prinzipien. „Der Ursprung eines jeden Dinges ist unsichtbar. Dasjenige, was in einem Dinge wirksam ist, ist der ‚Geist‘, das Leben, die prima materia oder unsichtbare Essenz. Die Form ist körperlich, die Essenz astralisch und geistig. Wenn die Arznei in den Körper gelangt, so nimmt dieser den astralischen (ätherischen) Teil davon auf, und das Äussere zieht das Innere (das Körperliche das Geistige) an. Auch ent-

---

*) Der Astralkörper des Menschen hat seine innerlichen Sinne, sowie der äussere Körper die äusseren. Solange das Bewusstsein des Menschen im physischen Körper lokalisiert ist, nimmt er nur durch die äusseren Sinne wahr. Wird es in dem Astralkörper centralisiert, so erwachen die inneren Sinne. Höher aber als die physischen Sinne und höher als das Astralbewusstsein steht die Erkenntnis der Wahrheit durch die von ihr erleuchtete Intelligenz.

springt aus jedem Dinge, das von der Natur
gebildet wird, eine Form, die dem Charakter
des Dinges entspricht, und es ist daher
möglich, aus der Form und Erscheinung von
Pflanzen deren Heilkräfte zu erkennen. Die
Gestaltungen des Geistes der Arznei sind die
Arcana und grossen Geheimnisse in der Natur.
In ihnen liegt die Kraft der Heilung. Diese
Gestaltungen sollen durch das oben genannte
vierte Buch gefunden werden.*)

11. Ursprung der Krankheiten. „Die
Alten glaubten, dass alle Krankheiten von den
vier ‚Humores‘ entstehen, und sie meinten damit
die vier Elemente, vergassen aber dabei den
Samen, aus dem die Krankheiten wachsen.
Die Elemente aber geben nichts, sie empfangen
nur; wie ja ein Apfelbaum wohl aus der Erde
wächst, aber nur dann, wenn der Same dazu
vorhanden ist. Die Elemente sind somit nicht
die Ursache, sondern das Mittel. Man muss

*) Kurzsichtige Gelehrte haben es Paracelsus sehr übel
genommen, dass er behauptete, die Form der Pflanzen stehe
in gewisser Beziehung zu den Formen der Organe, deren
Krankheiten sie zu heilen vermögen; aber für denjenigen,
der die Einheit des Wesens aller Dinge und die daraus
entspringende Harmonie erkennt, ergiebt sich der Zusammenhang zwischen Kraft, Zahl, Form und Erscheinung von selbst.

deshalb die Krankheiten aus ihrem eigenen Samen und Ursprung erkennen. Es handelt sich nicht um die Beseitigung des Bodens, auf dem die Krankheit wächst, sondern um die Beseitigung der Krankheit; denn in keinem Falle soll der Leib der ihm nötigen Elemente beraubt werden. Ein Weinstock wächst aus einem sichtbaren Samen, und aus diesem wachsen die Trauben, aus diesen der Wein. So hat jedes Ding einen Samen, der aber nicht immer sichtbar ist, und dieser Same oder Ursache ist das Produkt einer noch tiefer liegenden Ursache. Den Samen, aus dem der Wein wächst, sieht niemand; der Same, aus dem das Holz wächst, ist sichtbar. Beide sind aber ungeschieden, so wie Seele und Leib. So haben auch die Krankheiten zweierlei Samen; entweder ist er schon vom Anfange an geschaffen (latente Krankheitsursache) oder durch Verderbnis entstanden, und jedes Rezept, das nicht gegen den Samen (die Krankheitsursache) gerichtet ist, taugt nicht viel."

„Es heisst, dass der Arzt dort anfängt, wo der Philosoph aufhört. Wenn man aber kein Philosoph ist, und von der Philosophie nichts weiss, wie kann man da anheben, wo die Philosophie aufhört? Der Philosoph hört auf im natürlichen Lichte, d. h. in der Erkenntnis der Natur. Dann kommt das geistige Licht, die Erkenntnis durch die Kraft der Weisheit. So sollt ihr in der kleinen Welt richten, wie der Philosoph in der grossen. Dann könnt ihr jede Krankheit erkennen, wie der Bauer die Bäume im Felde, und sehet ein, was für eine Arznei nötig ist, so wie der Bauer weiss, dass man den Baum mit der Axt umhauen kann. Ohne Erkenntnis aber wandelt der Arzt in einem endlosen Labyrinth von Wahrscheinlichkeiten und findet keinen Ausweg."

„Das Licht der Natur lügt nicht, aber die Sophisten und Theoretiker haben es verkehrt wider die Natur. Ist der Mensch verkehrt, so verkehrt er auch das Licht der Natur. Suchet somit zuerst das Reich Gottes (das Reich der Wahrheit), so werdet ihr mehr thun, als auf Erden geschehen ist. Zweifelt niemals an Gott, unserem höchsten Arzt. So wir ihn und den Nächsten lieben, so wird er uns alles zugestehen, dessen wir bedürfen. Wenn wir aber müssig sind und der Liebe vergessen, so wird uns auch das genommen, was wir zu haben glauben. Dann wird er zu den Hochmütigen, von Eigendünkel besessenen, am Tage des Gerichts sagen: „Gehet hin, ihr Verfluchten, in das ewige

Feuer. Ihr habt mich nicht getröstet mit eurer Arznei, als ich krank lag. Ihr habt mir das Meine genommen und mir nicht geholfen. Ihr habt euren Gott verlassen und nichts von ihm gelernt oder zu lernen begehrt. Ihr habt eure Schätze nicht im Himmel, sondern auf Erden gesucht, und meine Werke in der Natur nicht ergründet, wie sich's für einen Arzt gebührt, sondern leichtfertig gehandelt. Darum thut eure Augen auf, damit ihr von diesem Fluch erlöst werdet; denn wer sich auf Gott verlässt, der wird in keinem Labyrinth irre geführt werden und seine Kranken nicht töten. Wohl dem, der nicht den Irrgängen des Labyrinthes nachgeht, sondern der Ordnung des Lichtes der Natur."

III.

Von den fünf Krankheitsursachen.

(*De Entibus Morborum.*)

Paracelsus sagt: „Es giebt nur eine einzige Quelle alles Daseins, eine einzige Urkraft, aus denen alle Kräfte entspringen, und wenn wir in einem wahren „christlichen Geiste," d. h. vom Standpunkte der Gotteserkenntnis die Krankheitsursachen beschreiben wollten, so

würden wir nur eine einzige Ursache finden,
nämlich den Ungehorsam gegen das Gesetz.
Da aber der Intellekt das unteilbare Ewige
nicht in Begriffe fassen, sondern dies nur in
der Kraft des Glaubens erkannt werden kann,
so müssen wir in einem „heidnischen Stile"
schreiben, d. h. wir müssen die Wirkung der
Einheit in den verschiedenen Formen, gleichsam als Glieder der Einheit betrachten, und
da finden wir nun fünf verschiedene Entia,
d. h. Anfänge oder Prinzipien, aus denen alle
Krankheiten entstehen, die aber alle aus dem
einen Grundprinzip aller Dinge entspringen."*)
Die Krankheiten werden somit nach ihren Ursachen in fünf Klassen eingeteilt, nämlich:

1. **Ens Astrale.** Krankheiten, die ihre Ursachen im Astralkörper und in astralischen
   Einflüssen haben.

2. **Ens Venale.** Krankheiten, die aus Ver-
   unreinigungen und giftigen Substanzen
   entstehen.

3. **Ens Naturale.** Krankheiten, die den
   individuellen Eigenschaften entspringen.

4. **Ens Spirituale.** Durch magische Einwirkungen erzeugte Krankheiten.

---

*) Paramirum. Prolog. S. 11.

5. Ens Deale. Krankheiten infolge der Wirkung des Gesetzes Gottes (Karma).

Die letztere Ursache ist die indirekte Grundursache von allen übrigen Ursachen, und jede Krankheit kann in einer oder mehreren von diesen fünfen ihre direkte Ursache haben.

Darin besteht nun die Kunst des einsichtsvollen Arztes, dass er die einer Krankheit zu Grunde liegende Ursache erkennt, und sie derselben gemäss behandelt. Er soll nicht nur eine, sondern alle die Ursachen der Krankheit, die er behandeln will, erkennen. Zieht er nur eine davon in Betracht, so kann er leicht irren. „So kann z. B. ein Astrolog vielleicht richtig berechnen, welche Krankheiten dir drohen, und wie lange die Gefahr dauern wird; aber er zieht dabei nur eine der fünf Ursachen in Betracht und die wahrscheinliche Folge davon ist, dass seine Prophezeiung sich nicht erfüllt und er ausgelacht wird."

1. Ens Astrale.

Da alles Sichtbare und Körperliche die nächstliegende Ursache seines Daseins in dem Vorhandensein des unsichtbaren ätherischen oder astralischen Wesens hat, dessen äussere sichtbare Erscheinung der physische Körper ist, so haben auch alle Erkrankungen, welche äusserlich in die Erscheinung treten, ihre Ursache im Astralkörper, welcher der Träger der Lebenskraft ist, und durch welchen die Lebensthätigkeit im materiellen Körper vermittelt wird. Ein Leichnam kann nicht erkranken; er kann sich nur zersetzen, aber es ist in ihm keine Störung der Lebensthätigkeit mehr möglich, weil der Astralkörper mit seinem Leben in ihm nicht mehr vorhanden ist. Nachdem sich die Seele von ihm getrennt hat, besitzt er kein einheitliches Leben mehr.

Wie der menschliche Körper, so hat auch die ganze Natur ihre astrale Grundlage, und jedes Ding in der Natur kann als eine Zusammensetzung von ätherischen Schwingungen betrachtet werden, die sich am Ende so verdichten oder erstarren, dass sie empfunden, oder sonstwie sinnlich wahrgenommen werden. Alles Sichtbare ist, sozusagen, verkörperter „Geist", und die astralischen Schwingungen der Dinge wirken auf den Astralkörper des Menschen ein. Die Wärme von aussen wirkt auf die Wärmeschwingungen im Menschen, das äussere Licht gelangt zur Kenntnis des innerlichen Lichtes, d. h. zum Bewusstsein; der von aussen kommende Schall auf das Prinzip des

Schalles im Menschen, u. s. w., Gleiches zieht
Gleiches an, wirkt ernährend auf das Gleiche
und zerstörend auf das Ungleiche ein.

„Corpora non agunt, nisi fluida sint.“
Das Körperliche kann auf das Körperliche nur
mechanisch wirken; aber die ätherischen Schwingungen dringen in das Ätherische im Menschen
ein und können dadurch in ihm nichtharmo-
nische Schwingungen in harmonische verwandeln. Darin besteht auch die Heilwirkung
der Pflanzen, deren Astralbestandteile im Astralkörper des Menschen gewisse Zustände hervor-
rufen können, welche dann im physischen
Organismus als korrespondierende Erscheinungen auftreten, heilsam oder giftig wirken
können. „Es ist ein Ding, das wir nicht sehen,
und das alles, was da lebt und Empfindlichkeit
hat, am Leben erhält. Dies kommt aus dem
Gestirn. Also ist vorhanden ein Feuer, das
da brennt, wenn Holz da ist, und ohne Holz
kann kein Feuer brennen. So ist auch das
Leben ein Feuer und kann nicht leben ohne
das Holz. Der Leib ist das Holz; das Leben
in ihm das Feuer. Nun lebt das Leben aus
dem Leib; folglich muss der Leib etwas haben,
das vom Leben nicht verzehrt wird, sondern
in seinem Wesen bleibt. Dies ist das Ding,

davon wir als dem Ens erzählen, dieses kommt
aus dem Firmament. Das Firmament aber
beruht in dem, was wir das M heissen, und
es giebt für den Arzt nichts Nützlicheres zu
betrachten; denn über ihm ist nichts, und in
diesem M sind wir selbst und alle Geschöpfe
im Himmel und auf Erden enthalten, und alle
Elemente leben in und aus ihm."*)

Das M bedeutet alles, den Makrokosmos
und Mikrokosmos. Die ganze Natur ist der
„Universalmensch" oder der Makrokosmos, der
individuelle Mensch der Mikrokosmos oder die
kleine Welt, und zwischen beiden findet ein
beständiger Austausch von Kräften statt. Beide
stehen in gegenseitiger Beziehung zu einander
und wirken astralisch und geistig auf einander
ein. Die Formen in der Natur verändern sich,
aber die Natur, als Ganzes betrachtet, ist, den
Menschen miteingeschlossen, ein unteilbares
Wesen, in welchem Körper (Stoff), Kraft (Seele)
und Bewusstsein (Geist) unzertrennlich als Einheit erscheinen. Der Mensch ist der Central-
punkt des Lebens in der Natur. Von ihm
strahlen Kräfte aus in das grosse Ganze, und
aus diesem Ganzen strahlen sie wieder in ihn

---

*) „Lotusblüthen" Vol. VII, S. 7.

zurück. Der Strom von Wille und Gedanke,
der von dem Menschen ausgeht, wirkt nicht
nur auf andere Menschen, sondern auf die ganze
Natur, je nach seiner Beschaffenheit, heilsam
oder giftig ein. Der Willens- und Gedankenstrom vieler sündhafter Menschen verpestet
moralisch die Luft, und wirkt schliesslich auf
die äussere Natur schädlich ein; er kann die
Elektrizität der Atmosphäre, Trockenheit, Dürre,
Pest u. s. w. verursachen, während der Geist,
welcher den Gedanken reiner und liebevoller
Menschen entströmt, segensreich wirkt.

Wie die Schale das Ei, oder die Luft die
Erde umgiebt, so ist alles von einer ätherischen,
astralischen und geistigen Atmosphäre umgeben, und es durchdringt die von dem einen
Dinge ausgehende Kraft das Wesen des anderen. Der Einfluss der von der Sonne kommenden Kräfte belebt die ganze Natur, der
Geist Gottes das All, und wenn dieser Geist
im Menschen zur Kraft geworden ist, so ist
ein solcher Mensch gleichsam eine Sonne,
welche göttliche Kräfte ausströmt. Auch die
Sterne und Planeten senden ihre Einflüsse zur
Erde; aber kein Einfluss kann eine Wirkung
auf einen Körper ausüben, wenn nicht eine
Empfänglichkeit dafür vorhanden ist, d. h. wenn

nicht der Keim oder das Prinzip der betreffenden
Kraft in dem Wesen, welches den Einfluss
derselben erhält, in dem Körper enthalten ist.
Eine Kraft ist ein zur Energie gewordenes
Prinzip, und Gleiches zieht Gleiches an. Wo
kein empfänglicher Boden zu einer Ansteckung
vorhanden ist, da findet auch keine Ansteckung
statt, und eine edle und starke Natur kann alle
schädlichen Einflüsse überwinden.

Durch seine höhere Natur ist der Mensch
befähigt, den astralischen Einflüssen Widerstand
zu leisten, und je mehr sich diese seine höhere
Natur entwickelt, umsomehr wächst die Kraft
seiner Selbstbeherrschung. Die Einflüsse von
Sonne, Mond und Planeten tragen allerdings
dazu bei, den menschlichen Körper aufzubauen;
aber der Mensch ist nicht dazu bestimmt, den
Gestirnen unterworfen zu sein, sondern über
dieselben zu herrschen. Durch die ihm innewohnende Gottesnatur ist er über seine irdische
Natur und alle Planeten erhaben und kann
durch sie das, was unter ihr steht, regieren.
Die planetarischen Ausstrahlungen schaden ihm
nichts, solange sie nicht in ihn eindringen und
er sich nicht von ihnen beherrschen lässt.
„Der Gang des Saturn bekümmert keinen
Menschen an seinem Leben, er verlängert es

7*

weder, noch verkürzt er es, und wenn auch niemals ein Mond am Himmel erschienen wäre, so gäbe es doch Leute, die seine Natur an sich hätten (d. h. Schwärmer und Phantasten sind). Darum, dass der Mars grimmig ist, darum ist Nero nicht sein Kind gewesen. Ob sie schon eine (dieselbe) Natur gehabt haben, hat's doch keiner von dem andern angenommen."

Im Menschen selbst ist der Keim zu seiner Entwicklung, Selbstbeherrschung und Selbständigkeit enthalten. Alle planetarischen Einflüsse zusammengenommen könnten in einem Boden, in welchem kein Kirschkern enthalten ist, keinen Kirschbaum entstehen machen. Ist aber ein solcher Kern da, so ist in ihm selbst alles enthalten, was nötig ist, um ihn zu einem Kirschbaum werden zu lassen. Seine Umgebung liefert nur das zu seinem Wachstum nötige Material; die schöpferische Kraft ist in ihm selbst. In dieser besteht seine Individualität, welche Paracelsus das „Ens Seminis" nennt. Dieser Samen bedarf des Digests, d. h. der zu seiner Entwicklung nötigen Bedingungen, welche ihm die auf ihn einwirkenden Naturkräfte liefern.

Das Ens Seminis des Menschen ist seine

geistige Individualität, welche er mit sich auf die Welt bringt. Die Bedingungen, unter denen er sich entwickelt, sind sein „Digest". Ein Kind kann unter den besten Konstellationen der Planeten geboren sein und dennoch einen hässlichen Charakter entwickeln. In diesem Falle sind nicht die Planeten, sondern sein Ens Seminis (d. h. sein individuelles Karma, welches er sich in früheren Reïnkarnationen erworben hat) daran schuld. Jedermann weiss, dass böse Beispiele, schlechte Lektüre u. s. w. gute Sitten verderben können, aber sie verderben sie nur dann, wenn man sich durch dieselben verderben lässt. Was andere Menschen denken, nützt und schadet uns nichts, solange wir nicht ihre Gedanken in uns aufnehmen und sie zu den unsrigen machen. Was den Menschen am besten gegen alle „astralischen" oder einstrahlenden Einflüsse schützt, ist das wahre innerliche Selbstbewusstsein. Deshalb ist auch die Hebung des Selbstbewusstseins und Stärkung des Vertrauens im Kranken eines der besten Heilmittel zu dessen Heilung. Dem wahren Selbstbewusstsein entspringt eine geistige Kraft, welche auf den Kranken vom Arzte übertragen werden kann, vorausgesetzt, dass dieser sie selber besitzt.

Wenn das Selbstbewusstsein des Arztes nicht in phantastischer Selbstüberhebung, sondern in wahrer Überzeugung besteht, die aus eigener wahrer Erkenntnis hervorgeht, so ist sein Glaube eine geistige Kraft, welche auf den Geist des Kranken, der zu ihm Zutrauen hat, wirkt, und dadurch wirkt die Gegenwart des Arztes allein schon an sich selbst heilsamer auf den Kranken ein, als alle Arzneimittel.

2. Ens Veneni.

Einheit ist Reinheit. Kein Ding ist unrein an sich selbst, aber wenn zweierlei Dinge zusammenkommen, so verunreinigt das eine das andere. „Ein jegliches Ding ist in sich selbst vollkommen und wohlbeschaffen, aber zu dem Nutzen eines andern kann es gut oder böse sein." Wenn zwei einander entgegengesetzte Prinzipien sich vermischen, so tritt eine Störung und ein Kampf ums Dasein ein, in welchem das stärkere siegt. Dies ist im Geistigen so wie im Materiellen der Fall, denn es herrscht durch die ganze Natur das gleiche Gesetz.

Der Organismus des Menschen ist aus denselben Prinzipien, Kräften und Elementen zusammengesetzt, wie die grosse Natur, und jedes

seiner Organe wird durch die mit seiner Wesenheit korrespondierenden Naturkräfte ernährt.
Die Sonne, die wir am Himmel sehen, ist nur
ein lokalisiertes sichtbares Centrum des all-
gegenwärtigen Wesens der Sonne. Das Wesen
der Sonne reicht so weit als ihre Kraft. Mars
ist überall, wo Energie vorhanden ist; denn er
ist nur das sichtbare Symbol der unsichtbaren
Energie. Venus ist überall, wo sich Begierde
regt; die sichtbare Venus ist das Symbol der
Begierde. So verhält es sich auch mit allen
anderen Planeten und mit den Organen des
Menschen. Sein ganzer Körper atmet, aber
die Lunge ist der Hauptsitz seines Atmens;
seine „Leber“, „Milz“ u. s. w. sind ihrem Wesen
nach überall in seinem Körper vorhanden; sie
sind Kräfte, die in den sichtbaren Organen,
welche mit diesem Namen bezeichnet sind,
ihren Centralsitz haben. Der Mensch hat nicht
nur einen Magen, sondern er ist selbst „Magen“;
der körperliche Magen ist nur der Centralsitz
für seine Aufnahmsfähigkeit materieller Nahrung, sowie sein Gedächtnis sein unsichtbarer
Magen zur Ansammlung, Aufbewahrung und
Verarbeitung von Ideen ist. Alles Sichtbare
ist nur ein Gleichnis des Unsichtbaren und
Wesentlichen. Der Mensch ist ein Ganzes und

muss als ein Ganzes betrachtet und behandelt werden. Wenn ein einzelner Teil erkrankt, so leidet das Ganze darunter, und ein Allgemein- leiden prägt sich am deutlichsten in demjenigen einzelnen Organe aus, welches seiner Natur gemäss dafür am geeignetsten ist.

So wie der Mensch Organe zur Aufnahme materieller Naturkräfte hat, so hat er auch solche zur Aufnahme geistiger Kräfte. Wenn aber von „Kräften" die Rede ist, so sind damit auch selbstverständlich „Substanzen" gemeint, weil eine Kraft ohne Substanz nicht denkbar ist. Auch wussten die Alten, dass alles, was existiert, eine Offenbarung des Geistes ist, und dass es deshalb keinen „Stoff" oder „Kraft" ohne Geist geben kann, und sie unterschieden deshalb in jedem Dinge Geist, Kraft und Stoff, und bezeichneten diese als die „drei Sub- stanzen", nämlich das materielle Prinzip, Energie und Geist oder Bewusstsein.*) Wie die moderne

---

*) Wenn die wahre Erkenntnis verloren geht, so be- ginnt die Vielwisserei. Die moderne Wissenschaft schwelgt in der Vielheit der Formen und weiss nichts von dem Prinzip, das allen Formenerscheinungen zu Grunde liegt. Die Alten waren uns weit voran, indem sie die allgemeine Urmaterie erkannten, aus der alle Verschiedenheiten des Stoffes entspringen; die moderne Wissenschaft spricht von „Stoffen" und kennt nicht den Stoff. Sie vergisst, dass

Chemie ihre verschiedenen chemischen Zeichen
für die sogenannten chemischen Grundstoffe
hat, die doch nichts anderes als Modifikationen
einer einzigen Urmaterie sind, so hatten auch
die Alten ihre alchemischen Zeichen und
bezeichneten die „drei Substanzen" wie folgt:

$\ominus$ = Salz, d. h. das materielle Prinzip oder
die Mutter Natur.

Δ = Schwefel, d. h. die Kraft oder Energie
in der Natur.

φ = Merkur, d. h. das Leben, der Geist,
Bewusstsein oder Intelligenz.

Alle Begriffe, die wir uns von der ewigen
Einheit machen, sind unzureichend, da es eben
nur Versuche sind, das Unbegreifliche in seiner
Offenbarung zu erforschen und es dem Ver-

---

alles Sein nur relativ ist, und nur den Zustand eines Dinges
in einem gegebenen Momente und unter gewissen Bedingungen bedeutet. August Strindberg sagt: „Die Alten
hatten noch eine gewisse Hochachtung vor der Materie,
die wir andern Materialisten nicht haben, und jene gestehen
der Materie ein Mass von Seele oder Bildungstrieb zu; sie
sahen mehr nach den Eigenschaften der Körper und schlossen
von den Wirksamkeitsäusserungen auf die Beschaffenheit.
Sie suchten weniger das jetzt so gepriesene Thatsächliche,
Handgreifliche, als das für den Gedanken Fassbare."
(„Antibarbarus" S. 17.) Aber die Welt dreht sich beständig, und so kommt auch die Wissenschaft wieder immer
mehr auf den Standpunkt der Alten zurück.

ständnisse näher zu bringen. Halten wir aber nicht dabei an der Empfindung (dem Glauben) der Einheit fest, so dienen auch diese Begriffe nur dazu, uns zu verwirren; denn wir verfallen dann in den Irrtum, die verschiedenen Arten der Offenbarung des einen Lebensprinzips für gesonderte Wesenheiten, Raum, Bewegung und Bewusstsein für voneinander getrennte Dinge zu halten. Stellen wir uns das ganze Weltall als die Offenbarung eines Lebensprinzips vor, das alles in allem ist, und ausser dem nichts existiert, und bezeichnen wir dies z. B. mit dem Namen „Lebenselektrizität", so erblicken wir die „drei Substanzen" vielleicht in folgender Form:

$\ominus$ stellt sich uns dar als das Elektrizitäts-volumen (Ausdehnung, Raum),

φ die elektrische Spannung (Wille, Gegen-satz und Bewegung),

φ die Intensität des Stromes (Bewusstsein, Leben).

Oder wir können uns die ewige Einheit in ihrer Offenbarung vorstellen als: $\ominus$ das Dunkel, die Unwissenheit und Unthätigkeit, φ Feuer oder Leidenschaft, φ Licht oder Erkenntnis. Solcher Vergleiche liessen sich noch viele an-bringen. Sie bezeichnen Verschiedenheiten von

Zuständen in dem einen unteilbaren Wesen,
aber nicht eine Getrenntheit des Wesens selbst.
Im Menschen und in allen Dingen sind diese
drei Zustände, sei es latent oder aktiv, enthalten.

Wenn das Universalleben im Weltall nur
in einer einzigen Form sich äussern würde, so
gebe es auch keine Disharmonie und keine
Erkrankung, aber aus den unzähligen Verschiedenheiten seiner Thätigkeiten in den zahl-
losen Formen tritt es in den verschiedensten
Gestalten als scheinbares Einzelleben auf, die
dann doch alle nur verschiedene Zustände des
Universallebens sind.

„Nichts kann ohne die Erkenntnis seines
Anfanges gründlich erkannt werden. Der Mensch
ist in die drei Substansen gesetzt; denn obwohl
er aus Nichts (an sich selbst) gemacht ist, so
ist er dennoch in Etwas gemacht. Dieses
Etwas ist in dreierlei geteilt. Diese drei machen
den ganzen Menschen aus; sie sind der Mensch
selbst, und er ist sie. In diesen hat er all
sein Gutes und Böses, insofern es seinen physischen Körper betrifft. Von diesen drei Substanzen kommen alle Ursachen, Wirkungen
und auch die Erkenntnis der Krankheiten."

„Darum ist es nötig, dass der Arzt diese
drei Dinge in allen ihren Eigenschaften wohl

erkenne; nicht so, wie er sich dieselben vielleicht
in seiner Phantasie vorstellen mag, sondern in
Wahrheit (im Lichte der Natur, welches die
grosse Welt ist). Diese drei Substanzen geben
allen Dingen ihre Körperlichkeit, und jede derselben hat ihre besonderen Eigenschaften. Wenn
unter diesen Uneinigkeit in ihrem Wirken entsteht, so ist eine Krankheit das Resultat.*)

Jedesmal, wenn ein solches Einzelwesen
geboren wird, sei es nun ein chemisches Atom,
ein Bacillus, ein unsichtbares Astralwesen, ein
Wurm oder ein Mensch, da tritt mit ihm ein
Einzelwille ins Dasein, der, vom Willen des
Ganzen in seiner Richtung verschieden, zu
wachsen bestrebt ist und den Kampf um sein
Dasein beginnt. Da die ganze Schöpfung eine
Offenbarung des Universal-Lebensprinzips ist,
und es in der Natur nichts absolut Totes giebt,
so sind auch alle „Krankheitserreger" der
modernen Medizin Lebewesen. Sie sind die
Ursachen von ansteckenden Krankheiten, und
was man heute „Miasmen" nennt war Paracelsus
unter dem Namen Talpa, Matena, Tortil-
leos, Permates u. s. w. bekannt. Er sagt:
„Ihr sollt wissen, dass Gott in allen Elementen

---

*) Paramir. Lib. I.

lebendige Kreaturen geschaffen hat und nichts hat lassen leer sein. Nicht allein Unvernünftiges, sondern auch Vernünftiges. Was im Reiche des Sichtbaren geboren wird, das hat seinen Ursprung im Firmament (im Unsichtbaren). Ohne eine solche Erzeugung im Obern hätte es unten nicht offenbar werden können. Gott ist wunderbarlich in seinen Werken und Geschöpfen. Dem Menschen, als der edelsten Kreatur steht es zu, die Natur zu erforschen, damit sie die Wunderwerke Gottes offenbare; denn was haben wir auf Erden, als allein in göttlichen Werken zu wandeln und sie zu erkennen, damit wir nicht wandeln in den Dingen, die nicht göttlich sind."*)

Gesundheit ist Harmonie. Darin besteht die Harmonie des Ganzen, dass jeder einzelne Teil sich dem Gesetze des Ganzen fügt und im Einklang mit dem Ganzen ist. Dies ist im Kleinen, wie im Grossen, im Menschen, im Staate, im ganzen Weltall der Fall. Die Kunst der Herstellung der Gesundheit beruht darin, dass man die Störungen aufhebt und den erkrankten Teil wieder in Harmonie mit dem Ganzen bringt.

---

*) Paramir. Lib. I, 4.

Jedes Ding wächst durch die Nahrung, die es in sich aufnimmt und die seinem Wesen entspricht. Das Geistige wird durch geistige Einflüsse, das Materielle durch materielle Einflüsse ernährt. Empfindungen und Gedanken, welche nicht der wahren Menschennatur entsprechen, sind ebenso verunreinigend und schädlich für sein Gemüt, als es giftige oder unverdauliche Substanzen für seinen Körper sind. In beiden Fällen handelt es sich darum, sie auszuscheiden oder ihre Wirkung zu neutralisieren. Hierzu hat jeder Mensch den Alchemisten in sich selbst, der das Gute vom Bösen scheidet. Für den Körper hat derselbe seine Werkstätte im Magen, für den Geist in der Vernunft. „In jeglichem Ding ist eine Essentia (das Gute) und ein Venenum (das Gift)," und was für den einen gut ist, das ist vielleicht für den andern schlecht. Deshalb können solche Krankheiten nicht nach der Schablone behandelt werden, und derjenige, welcher weiss, was in dem einzelnen Falle gut ist, das ist der richtige Arzt. „Das sollt ihr für grosse Heimlichkeit halten, wenn ihr das wohl erkennt, welches Gift die Mutter der Krankheit sei. Alsdann mögt ihr wohl Arzt geheissen werden. Wann ihr wisset dann,

womit ihr helfen sollet, das ihr sonst irrig thut.
Also sei auch das ein Grund, die Mutter aller
Krankheiten, deren viele hundert sind."*)

3. Ens Naturae.

Um zu wissen, was Paracelsus unter dem
Ens Naturale versteht, ist es nötig, sich den
Menschen als eine Welt im kleinen vorzustellen,
in welcher alles enthalten ist, was sich in der
grossen Welt findet, Geist, Gemüt und Materie,
die aber auch wieder in sich selbst ein für sich
abgeschlossenes Ganzes bildet, d. h. ein individuelles Dasein hat, und in sich selbst Krankheitsursachen erzeugt. „Wie der Himmel an
sich selbst ist, mit allem seinem Firmament,
Konstellationen, nichts ausgeschlossen, so ist
auch der Mensch konstelliert in sich selbst und
für sich selbst gewaltiglich. Wie das Firmament
im Himmel für sich selbst ist und von keinem
Geschöpf regiert wird, ebensowenig wird das
Firmament im Menschen, das in ihm ist, von
andern Geschöpfen gewaltigt, sondern es ist
in ihm allein ein gewaltiges freies Firmament,
ohne alle Bindung."**) Damit ist gesagt, dass
jeder individuelle Mensch bei seinem Eintritt

---

*) De Ente Veneni S. 32.
**) De Ente Naturae S. 36.

ins Leben eine gewisse Summe von Kräften mit sich bringt, durch welche seine kleine Welt (Mikrokosmus) regiert wird. In dieser Summe besteht seine Eigenheit, seine Individualität.

„Im Menschen ist das Firmament mit gewaltigem Laufe leiblicher Planeten und Sternen, die da geben Exaltationen, Konjunktionen und Oppositionen (von Kräften), und was da im Innern vor sich geht, das findet schliesslich seinen Ausdruck im ‚leiblichen Firmament‘ (d h. im Materiellen). So kann man durch die Erkenntnis des Innern den Grund der äusserlichen Erscheinungen erkennen." (Hierher gehört das „Temperament" und die „hereditäre Belastung".)

„Zweifach ist der Leib; firmamentisch und erdisch, und zwei Naturen hat der Mensch an sich, die selbstspeisende und die mangelnde. Dasjenige, welches der äusserlichen Speise nicht bedarf, ist das Firmament im Leib. Wie der Himmel in seinem Firmament ohne Nahrung steht, so steht auch das leibliche Firmament. Aber der Körper, gleich der Erde, führt seinen Gliedern die Nahrung zu."*)

Der Mensch hat somit sowohl in geistiger

---

*) De Ente Naturae S. 37.

als in materieller Beziehung eine individuelle Grundlage (Firmament), wodurch er sich von andern unterscheidet; aber über diesen ist etwas, was das Firmament und die Erde (Gemüt und Körper) erhält, und dass wir dasselbe zu ergründen vermögen, dessen berühmen wir uns nicht."

So wie in der grossen Natur sieben Prinzipien unterschieden werden, welche durch die „sieben Planeten" symbolisiert sind, so finden wir auch im Menschen sieben Prinzipien, deren jedes seinen Sitz oder Werkstätte in einem der sieben Organe hat, und sind dieselben, nach der Angabe von Paracelsus, wie folgt:

1. ♃ Jupiter ist das Symbol der Geisteskraft, und man sagt, dass er die Leber regiere, weil in ihr das Reine von dem Unreinen geschieden wird. „Je ferner der Jupiter von Mars (Leidenschaft) und Venus (Selbstliebe) ist, und je näher er bei Sol (Weisheit) und Luna (Intelligenz) steht, um so goldiger und silberischer ist er in seinem Körper, grösser, stärker, sichtiger, empfindlicher, erscheiniger oder lieblicher und annehmlicher, auch erkenntlicher, greiflicher und wahrhaftiger erscheint er dann in der Ferne."*)

---

*) Coelum Philosophor. S. 379.

2. ☿ **Merkur.** Das Symbol der Intelligenz, d. h. des höheren geistigen Bewusstseins, als dessen Organ die Lunge betrachtet wird; denn so wie die Lunge Luft atmet und dadurch den Körper belebt, so atmet die Seele die allumfassende Liebe, wodurch der Mensch zum höheren Bewusstsein und Geistesleben gelangt.*) In dem äusserlichen Atem ist der Geistesatem verborgen. „Alle Dinge sind in allen Dingen verborgen. Eines derselben ist ihr Verberger und leibliches Gefäss, äusserlich, sichtlich und beweglich."**) Die Organe sind selbst sozusagen Erstarrungen oder Verdichtungen (Materialisationen) des in ihnen wirkenden Prinzipes, wie denn ja alles Materielle nur ein Zustand des Geistigen ist, aber diese Dinge sind schwer zu begreifen, wenn man nicht die betreffenden geistigen Kräfte erkennt. Sie sind der materiellen Wissenschaft, welche noch keine geistige (heilige) Erkenntnis hat, unbekannt, und sie hat deshalb auch keine Begriffe und Namen dafür. Paracelsus sagt: „Die Flüsse (Geisteskräfte) sind alle offenbar in diesem Gefäss, denn dieses Gefäss (das Organ) ist ein leiblicher Geist.

---

*) Vergl. Bhagavad Gita IV, 29.
**) Liber Venationum S. 378.

Darum sind alle Koagulationen oder Starrungen in ihm gefangen und beschlossen, mit dem Fluss überkommen, umgeben und verfasst. Diesen Fluss und seine Ursache kann man mit einem Namen finden, womit er benannt werden könnte."*)

3. ♀ Venus. Das Symbol der Liebe, welche verschiedene Aspekte hat, je nachdem sie sich offenbart. Nach Angabe der Alchemisten werden von dieser Kraft die Nieren regiert. Auch dürfen wir uns nicht verleiten lassen, diese geistigen Kräfte, nach Art der materiellen Wissenschaft, als voneinander wesentlich verschiedene oder getrennte Dinge zu betrachten, sondern jede ist nur eine besondere Art der Offenbarung der Urkraft, in welcher alle enthalten sind. Somit sind auch in jeder Kraft die andern sechs Kräfte verborgen. „Die andern sechs Metalle haben der Venus alle ihre Farben gegeben." Auch ist die Liebe in allen andern enthalten und giebt allen Tugenden ihren Wert. „So man (in sich) ein verbranntes oder verlegenes Metall (Eigenschaft) findet, das nimmer geschmeidig, sondern spröde oder brüchig ist, das soll man wohl ausglühen, so empfängt es wieder seine Geschmeidigkeit."

---

*) Coelum Philosophor. S. 378.

4. ♄ Saturn ist das Symbol des Materiellen, und folglich auch des irdischen Teiles des Gemütes, des Reiches der niedrigen intellektuellen Thätigkeit, der Grillen und Launen, des Prinzipes der Zusammenziehung, woraus Selbstsucht, Geiz u. s. w. entspringen. Als besonderes Centrum seiner Thätigkeit wird die Milz (die Geburtsstätte des Astralkörpers) bezeichnet. „Also spricht Saturn von seiner Selbstnatur: Sie haben mich für ihren Probierer alle sechs von sich ausgemustert und von der geistlichen Stätte gestossen, und mir meine Wohnung in einem zerstörlichen Leibe angewiesen. Das was meine sechs geistlichen Brüder nicht sein noch haben wollen, das muss ich sein." Ohne das erstarrende Prinzip des ♄ wäre alles geistig und immateriell. „Mein Leib ist der Erde so geneigt; was ich in mich fasse, wird auch der Erde ähnlich und von uns zu einem Leib gemacht."

5. ♂ Mars bedeutet die Energie und erzeugende Kraft, aber auch die Begierde und Leidenschaft. Sie ist besonders wirksam in den Organen zur Fortpflanzung. Sie ist die Kraft zum Guten sowohl als zum Bösen. „Es ist schwer und bedarf grosser Mühe, aus einem unwürdigen, gemeinen Mann einen Fürsten oder

König zu machen; aber Mars durch seine Streit-
barkeit erficht auch Herrlichkeit, und setzt sich
an die hohe Stätte der Könige. Es muss bedacht werden, wie es möglich ist, Mars zum
Herrscher zu setzen und Sol und Luna an
Martis Statt mit Saturn zu verbinden," d. h. in
Geisteskraft mächtig zu werden und Weisheit
und Verstand an der Stelle der blinden Begierde mit der materiellen Natur zu verbinden.

6. ☽ Luna. Der Mond ist das Symbol des
Scheines, der Täuschung, Vorstellung und
Träumerei. So wie der Mond sein Licht von
der Sonne borgt, so ist der menschliche Verstand nur ein Abglanz des Lichtes der Weisheit, und ohne dieses Licht dunkel. „Es ist
aus den sechs Metallen, die geistlich in ihm
verborgen sind, selbst das siebente, äusserlich,
leiblich und materiell; denn das siebente hat
stets die andern sechs geistlich in sich verborgen." Das Centralorgan des „Mondes" ist
das Gehirn.

7. ☉ Sol oder die Sonne bedeutet das
Centrum des Lebens, das Herz, welches alles
belebt, und das Feuer, welches alles erwärmt.
Es ist das Leben von allen den andern Prinzipien,
und die anderen sind alle in ihm verborgen.
Die geistige Sonne im Menschen ist die Quelle

seiner Erkenntnis, so wie sein Herz der Mittelpunkt seiner physischen Lebensthätigkeit ist.

Jedes Prinzip hat in seiner Offenbarung
zweierlei Tugenden (Pole). Wenn daher sechs
Prinzipien in dem siebenten offenbar werden,
so sind zwölf Kräfte oder Tugenden zu unterscheiden, und es sind dieselben den zwölf
Zeichen des Tierkreises vergleichbar.*)

Somit finden wir im Mikrokosmus des
Menschen den Himmel mit allen himmlischen
Kräften, den Zodiak, die Gestirne und Planeten,
die Erde und die vier Elemente beisammen.
Wir erblicken darin die Einwirkung der höheren
himmlischen Kräfte auf den sterblichen Organismus, und da in jeder Welt, und folglich
auch im Menschen, alles nach gewissen Gesetzen vor sich geht, die ihren Ursprung in
dem individuellen Dasein derselben haben, so
ist auch in der geistigen und physischen Evo-
lution eine bestimmte Gesetzmässigkeit zu erkennen. Es sind in ihm Perioden des Aufganges
und Niederganges, des Fortschrittes und Rück-
schrittes, ja auch die gesetzliche Dauer seines
Daseins auf Erden ist schon bei seiner Geburt
bestimmt, da sie von der Beschaffenheit seiner

---

*) Coelum Philosoph. S. 383. — Vgl. „Lotusblüthen"
Vol. IV, S. 809.

Konstitution abhängig ist; denn „mit dem Kinde wird geboren sein Firmament und alles was dazu gehört, und wenn wir vom Firmamente reden, so meinen wir damit nicht ein leeres, sondern eines, das im Kinde vollkommen ist. So wie nun eine aufgezogene Uhr ihre bestimmte Zeit zum Ablaufen hat, so bestimmt auch das Ens Naturae im Menschen die Dauer seines Lebens."*) Alles hat sein Mass und seine Zahl, nichts ist zwecklos geschaffen. Ein Kind, das mit zehn Jahren eines natürlichen Todes stirbt, hat seinen Lebenslauf ebensogut vollendet, als ein hundertjähriger Greis, und wer die Verfassung des Himmels im Menschen kennen würde, der würde die Vorherbestimmung des Menschen kennen. „Der Geist vollendet in jedem Organe seinen Lauf, so wie die Planeten am Himmel, deren Schein zunimmt und abnimmt, was aber alles nicht materiell, sondern geistig geschieht."**)

---

*) De Ente Naturae S. 39.

**) Es ist jedem Okkultisten bekannt, dass, wenn ein Mensch Selbstmord begeht, um seinen körperlichen Leiden zu entgehen, er damit seinen Zweck gänzlich verfehlt; denn der äusserliche Körper ist nur der Abdruck seines Astralkörpers und die Seele ist an diesen solange gebunden, bis die Zeit des natürlichen Lebens zu Ende ist.

„Das Herz ist die Sonne, und wie die Sonne in sich selbst und in der Erde wirkt, so wirkt auch das Herz im Leibe und in sich selbst. Also ist auch das Hirn dem Monde vergleichbar, aber geistig und nicht in der Substanz." So ist es auch mit den übrigen Organen, und ohne die Einwirkung der oberen Kräfte, deren Werkzeuge diese Organe sind, würden dieselben nichts wirken. Aber durch diese Einwirkungen werden sie in Thätigkeit versetzt und haben ihre Exaltationen. So wirkt das Geistige auf das Materielle, das Gemüt auf den Körper ein. Jedes aber steht in seinem eigenen Firmament Der Lauf des Geistes des leiblichen Gestirnes geht aus von seinem Centrum und wieder zu diesem zurück. So geht der Geist des Herzens durch den ganzen Leib und wieder zurück. Das „Hirn" geht allein zum Herzen und wieder zurück. Die „Leber" läuft in ihrem Geist allein im Blut und berührt auch sonst nichts. Die „Milz" läuft in der Seite und im Gedärm. Die „Nieren" laufen ihren Gang durch die Harnwege und Lenden mit ihren benachbarten Stätten. Die „Lungen" laufen ihren Kreislauf in Brust und Kehle; die „Galle" im Magen und Eingeweide. Wenn aber diese geistigen Einflüsse in falsche Wege geraten, so werden

Krankheiten geboren. So hat nun jegliches Organ seinen geistigen „Planeten", und jedes wird von diesem ernährt.

Aber auch die vier Elemente im Mikrokosmos sind zu betrachten. Das „Feuer" im Menschen ist ebenso unsichtbar wie das Feuer in einem Kieselstein, solange aus ihm keine Funken springen. Das Wasser liegt im ganzen Leib, in allen Adern, Gebein und Fleisch, und es ist im ganzen Körper kein Organ, das nicht Wasser hat und damit umgeben und durchdrungen ist. So ist auch Luft im ganzen Körper, und die Erde ist dasjenige, woraus alles ernährt wird. Aus der Zusammensetzung der Gestirne im Menschen entspringen dessen Temperamente, das melancholische, sanguinische, phlegmatische und cholerische, je nachdem in ihm dieses oder jenes Prinzip vorherrschend ist.

„Ferner ist in ihm auch der Liquor Vitae (die Lebenskraft) zu beachten, denn aus ihm lebt der Leib. So kommt es, dass im Menschen viel hundert Tugenden und viele Bosheiten sind, und diese kommen alle nicht aus seinem Gestirn, sondern aus seinem Liquor Vitae, welcher im ganzen Körper und in allen Gliedern enthalten und das Leben der Glieder ist, wie auch die Natur durch ihre Lebenskraft gute und böse Erze gebiert."

So finden wir denn im Mikrokosmos des Menschen, wenn wir ihn vom geistigen Standpunkte betrachten, alles, was in der grossen Welt geistig und sichtbar enthalten ist. Jedes Ding ist im Grunde genommen nichts anderes, als ein Zustand des Alllebens. Die Allweisheit verursacht des Menschen Weisheit, das „Allherz" (die Liebe) ist sein Herz, das „Allhirn" (das Reich der Intelligenz) sein Hirn u. s. w. „Im Firmament der grossen Natur sind dieselben Organe, wie im Menschen; nicht als greifbare Körper, sondern als Tugenden und Kräfte, und was in der grossen Natur ist, das ist auch im Menschen. In ihm ist die Sonne (das Leben), in ihm vollendet der Mond seinen Lauf; nicht sichtbar, aber geistig. Im Geiste liegt die Arznei und nicht im Leib. Der Leib und der Geist sind zweierlei."*) Der Geist der Dinge ist das Wesentliche, die Form ist Nebensache. Der Geist kann nur geistig erkannt werden, und der richtige Arzt ist derjenige, welcher hinreichend eigene geistige Grösse besitzt, um durch diese das wahre geistige Wesen des

---

*) Labyrinth. Medicor. C. 9.

Menschen mit allen seinen Kräften zu erkennen,
während der geistlose Verstand, wenn er auch
die ganze Formenwelt zerstückeln würde, doch
keinen Geist finden kann, weil er selbst keinen hat.

4. Ens Spirituale.

Unter „Geist" ist dasjenige zu verstehen,
was aus dem Willen und Gedanken entsteht.
„Das ist ein Geist, das aus unsern Gedanken
geboren wird, ohne Materie, im lebendigen
Leib. Das, was nach dem Tode geboren wird,
ist die Seele."*) Aus der Vorstellung entspringt
die Form, aus dem Willen das Leben des
Geistes, und zwar kann das Wollen bewusst
oder unbewusst, die Vorstellung aktiv oder
passiv sein.**) Hieraus erklären sich die magi-

---

*) Liber Paramirum. Tract. IV.

**) Tritt z. B. ein Mensch im Dunkeln auf einen Strick,
und bildet sich ein, auf eine Schlange getreten zu sein, so
ist dies „passive" Vorstellung; stellt er sich dagegen ab-
sichtlich eine Schlange vor, so ist die Vorstellung „aktiv".
In beiden Fällen kann sich das so in der Vorstellung erzeugte Bild so in dem Gemüte einprägen oder einbilden,
dass dadurch eine geistige Form erzeugt wird. Ein solcher
Gedanke, wenn er durch den Willen belebt wird, kann zu
einem „Elementarwesen" heranwachsen, welches den Menschen beherrscht. Man nennt dies das Besessensein von
einer fixen Idee. Hierdurch werden Krankheiten im Körper,
Irrsinn u. dergl. erzeugt. Auch kann ein solches „Elementar-

schen Wirkungen des Willens und der Einbildung (Imaginatio), welch letztere nicht mit
leeren Phantasiegebilden zu verwechseln ist.
Hierher gehören nun die Wirkungen der Magie
(Hypnotismus, Suggestion, Autosuggestion,
Hexerei, Sympathie, Zauberei, Wunderkuren
u. s. w.), deren blosse Erwähnung noch vor ganz
kurzer Zeit von unserer Gelehrtenwelt mit Hohn-
gelächter empfangen wurde, und in Bezug auf
welche auch heute noch unter den medizinischen
Autoritäten die grösste Unwissenheit herrscht.*)

„Die Krankheiten können alle in zwei Klassen
eingeteilt werden; die materialistischen, welche
aus leiblichen Ursachen (ens astrale, ens
veneri und ens naturale), und die magischen, welche aus geistigen Einwirkungen
(ens spirituale und ens deale) entspringen.

wesen“, nachdem es ein scheinbar individuelles Dasein erlangt hat, in die Ferne wirken und es können durch dasselbe magische Fernwirkungen ausgeübt werden. (Siehe
F. Hartmann, „Die weisse und schwarze Magie,“ S. 119.)

*) Diese Unwissenheit unserer Mediziner ist durchaus
nicht zu bedauern, sondern in ihr liegt der Schutz der
Menschheit gegen den Missbrauch magischer Kräfte. Die
Moral und das Wissen sollten Hand in Hand gehen. Solange
die Wissenschaft nicht hinreichend moralisch vorgeschritten
ist, um die ihr anvertrauten Geheimnisse nicht zu missbrauchen, würde ihr und der Menschheit der Besitz magischer Kenntnisse zum Verderben gereichen.

Das eine ist die Materie, d. h. der Leib; in demselben sind Krankheitskeime verborgen, die durch materiell wirkende Ursachen erweckt werden; das andere ist der Geist, der im Leib und auch ausserhalb desselben ist, unbegreiflich, unsichtbar; derselbe kann, sowie der Leib, der Träger von Krankheiten sein. Der Geist eines Menschen verhält sich zu andern Geistern (geistigen Einflüssen), wie ein Körper zum andern. Es herrschen unter ihnen geistige Verwandtschaften (wie es unter den Chemikalien chemische Verwandtschaften giebt), und sie thun untereinander nicht, was wir wollen, sondern was sie wollen. So entstehen durch geistige Einwirkung körperliche Zustände, die dann zu ihrer Heilung auch wieder geistiger Einwirkungen bedürfen; es giebt geistige Sympathien und Antipathien. „Die Geister werden nicht von der (tierischen) Vernunft geboren, sondern vom Willen. Was da lebt nach seinem Willen, das lebt im Geist; was aber nach der (tierischen) Vernunft lebt, das lebt wider den Geist; denn die Vernunft gebiert keinen Geist, nur die Seele wird von ihr geboren; der Geist kommt vom Willen."*)

---

*) Der Wille, welcher aus der Phantasie oder Vorstellung kommt, hat keine geistige (magische) Kraft. Diese

„Es giebt somit einen wesentlichen und einen gemachten Willen, und wie der Wille ist, so ist auch der Geist, und die Geister kommen vom Körper, denn im Menschen sind zwei Welten, die geistige und die Körperwelt miteinander vereinigt. Wenn die Geister im Menschen (die Leidenschaften) einander verletzen, so muss der Leib des verletzten Geistes die Bürde tragen, die der Geist empfangen hat."*) Aber auch durch geistige Einwirkungen, die von aussen kommen, können Krankheiten verursacht werden.

„Wenn durch unser Sinnen und Wollen und Denken, die da vollkommen zusammenwirken, in uns ein vollkommener Wille beschlossen wird, so dass wir uns fest entschliessen, verwilligen und begehren, und uns in den Willen ergeben, einem andern zu Schaden zu sein an seinem Leibe, so ist ein so beschlossener und verhängter Wille eine Mutter, die da gebiert einen Geist." Mit andern Worten: „Der Sinn

---

Kraft hat nur dasjenige, was man von Herzen will, und es ist gar nicht nötig, dass der Intellekt dabei thätig sei. Das Gute, wie auch das Böse, wenn es zum Wesen des Menschen geworden ist, wirkt durch ihn instinktiv.

*) Dahin gehören die Krankheiten, welche durch Gemütsbewegungen, Zorn, Neid, verletzte Eitelkeit, Traurigkeit u. s. w. entstehen.

macht ein Wort und die Sprache ist die Mutter
des Redens. Da wo kein Sinn ist, da ist
keine Rede noch Wort. So auch im Geiste.
Wie das Wort entspringt, so entspringt auch
der Geist, welcher eine Wohnung hat nach
unserm Willen, und wie wir dies begehren."

„So ich begehrend bin eines vollkommenen
Willens, einem andern zu schaden, so ist dieser
Wille ein Geschöpf von mir im Geist, dass
mein Geist demnach handle nach meinem Ge-
fallen, gegen den Geist des andern und nicht
gegen seinen Leib. Schädigt aber mein Geist
den Geist des andern, so wird es dieser im
Leibe empfinden. So entsteht ein Kampf zwi-
schen den zwei Geistern; derjenige, welcher
den andern überwindet, trägt den Sieg davon.
Wenn mein Widersacher unterliegt, so ist die
Ursache, dass sein Gemüt nicht so inbrünstig
gegen mich ist, als ich gegen ihn. Ist sein
Geist aber mehr entzündet, so unterliege ich.
So werden die Leibeskrankheiten durch die
Geister geboren."*)

„Wenn ein Mensch durch den bösen Willen

---

*) Es ist bekannt, dass wenn jemand schwarze Magie
gegen einen andern Menschen ausübt und dabei unterliegt,
die von ihm ausgesandte böse Kraft auf ihn selbst zurück-
prallt, und ihn krank macht oder tötet.

eines andern beschädigt wird, so ist es nicht
der Leib, der diese Beschädigung (direkt) erfährt, sondern der Geist (Astralkörper) empfängt
sie, und überträgt sie auf den Leib." In solchen
Fällen ist dann die Beschädigung des Astralkörpers die Ursache der Krankheit, und darnach richtet sich die Behandlung.

Es ist eine bekannte Thatsache, dass die
Menschen durch ihre Gedanken beständig aufeinander einwirken, auch ohne es zu wissen
oder zu wollen. Unsere Gedanken und Ideen
sind wie Vögel, wir wissen nicht, woher sie
kommen, noch wohin sie gehen und wo sie
nisten werden. Ein in dem Kopfe eines Roman-
schriftstellers ausgeheckter Plan zu einem Verbrechen, kann durch einen andern, ob er schon
nichts davon weiss, zum Gedanken und zur
That werden. Aber der blosse Gedanke, ohne
den Willen zur Ausführung, ist wie ein Schatten,
ohne die treibende und belebende Kraft. Der
bewusste und ungeteilte Wille dagegen erschafft
einen Geist, der von dem Gemüte eines andern
Menschen Besitz ergreifen kann, ihn seiner
Individualität, seines freien Willens und der
eigenen Vernunft beraubt, und ihn zum willen-
losen Werkzeuge des „schwarzen Magiers"
macht. Was man heutzutage „Hypnotismus"

nennt, ist nichts anderes, als der Anfang der schwarzen Magie.*)

Da es nicht unsere Absicht ist, Unterricht in der schwarzen Magie zu geben, so übergehen wir die Mittel, welche Paracelsus beschreibt, und welche teuflische Personen anwenden, um ihren bösen Willen und ihre Einbildung zu stärken. Das beste Mittel gegen böse Einflüsse ist die eigene Reinheit der Seele und die alles besiegende Kraft des Glaubens an das Gute und Heilige in uns selbst.

Der Astralkörper des Menschen ist das genaue Ebenbild des physischen Körpers, und die Beschädigungen des ersteren teilen sich dem letzteren mit. „Also ist es möglich, dass mein Geist ohne meines Leibes Hilfe durch mein Schwert einen andern steche oder verwunde, durch mein inbrünstig Begehren. Die Einwirkung des Willens ist ein grosser Punkt in der Arzneikunde. Einer, der sich selbst nichts Gutes gönnt und sich selbst hasst, dem kann es geschehen, dass ihn sein eigener Fluch

---

*) Allerdings kann ein böser Wille nur in demjenigen Gemüte Wurzel fassen, wo schon eine wenn auch schlummernde böse Neigung vorhanden ist, aber eine Person, in welcher keine solchen Neigungen vorhanden sind, wäre wohl unter Erwachsenen schwer zu finden.

trifft. Das Fluchen kommt aus der Verhängung
(Besessenheit) des Geistes, und es können daraus
Fieber, Epilepsie, Schlagfluss u. s. w. entspringen.
Und lasset euch dies kein Scherz sein, ihr Ärzte;
denn ihr wisset noch nicht das Geringste von
der Kraft des Willens. Der Wille schafft solche
Geister, mit denen die Vernunft (der Intellekt)
nichts zu schaffen hat. Eine solche Einwirkung
kann auch auf Tiere stattfinden, und noch
leichter als im Menschen; denn der Geist des
Menschen wehret sich mehr dagegen, als der
Geist des Tieres."

„So kann der Geist eines Menschen den
Geist (Astralkörper) eines andern bezwingen,
und was der Geist des Besessenen thut, das
muss der Leib ausführen; denn was durch die
Geister geschehen soll, das muss in der Gestalt
oder Form geschehen, in welcher der Geist
liegt oder verkörpert ist, sei es eine Figur oder
ein Bild. Das Subjekt, darin der menschliche
Geist ist, ist der Mensch selbst."

Wo aber eine Kraft vorhanden ist, kann
sie auch zu guten Zwecken verwendet werden.
„Durch das Ens spirituale können dem Menschen viele Krankheiten zugefügt werden. Da
sollt ihr nun nicht auf natürliche, sondern auf

diese Krankheiten kurieren, und den Geist behandeln, der da erkrankt ist."

Auch durch das Medium des Schlafes und des Traumes werden sowohl Krankheiten als auch Heilungen auf magische Weise verursacht. „Also dass dein Geist den Geist des andern im Schlaf zu dir bringt, und dann im Schlaf unwissend, als im Traum, denselbigen durch dich selbst verletzest, durch das Medium deines Wortes, das dir im Schlaf ausgeht, ohne dein Wissen." — „Der Glaube hat nichts dabei zu thun, sondern der Wille. Nicht der Glaube, sondern der Wille handelt dabei. Vom Glauben (Meinen) hierbei zu reden, ist mehr närrisch als weise. Durch den Glauben schlagen sich zwei Männer nicht, sondern durch die That."*)

5. Ens Dei.

Alles in der Natur hat seinen Grund in Gott und geschieht durch die Natur. Damit ist nicht gemeint, dass Gott die Menschen ohne Ursache und nach seinem Belieben krank oder gesund mache, sondern dass es durch das Gesetz des Geistes in der Natur bestimmt ist, dass das-

---

*) Da, wie es Schopenhauer beschreibt, alles aus Wille und Vorstellung entspringt, so kann auch aus dieser Einheit von Wille und Vorstellung alles, Gutes und Böses, erzeugt werden.

jenige, was gesät ist, sei es gut oder böse,
entsprechende Früchte trägt und geerntet
werden muss. Dies ist das Gesetz vom Karma,
demgemäss auch unsere Handlungen in früheren
Inkarnationen Folgen haben können, die sich
auf dieses Leben verpflanzen, und hieraus entspringen Zustände, die sich nicht beseitigen
lassen, solange die durch das Karma geschaffenen Ursachen nicht erschöpft sind.

Es wäre jedoch irrig, zu glauben, dass man
nicht gegen irgend ein Übel einschreiten dürfe,
wenn dasselbe eine Folge von Karma ist; denn
wenn der Kranke einen Arzt findet, der ihm
helfen kann, so ist es eben auch sein Karma,
dass ihm geholfen werden soll.

Von Gott, und nicht vom Menschen, kommt
alle Gesundheit und Krankheit, und wenn wir
richtige Christen wären und den rechten Glauben
hätten, so hätten wir auch kein anderes Heilmittel nötig, als dasjenige, welches wir durch
unsern Glauben in Gott finden können. Obwohl
die Krankheiten aus der Natur entspringen, so
sollten wir als Christen die Heilung derselben
im Glauben und nicht in der Natur suchen.*)
Gott hat jeden in seiner Hand. Jede Krankheit

---

*) Paramirum Trat. V.

ist ein Fegefeuer, und kein Arzt kann jemanden
gesund machen, es sei denn, dass dieses Fegefeuer von Gott aus zu Ende gehe. Ist die Zeit
der Vorherbestimmung (Karma) nicht gekommen, so macht keine Arznei den Kranken gesund; kommt euch aber ein Kranker zu, den
Gott zu euch gesandt hat, so ist für ihn die
Stunde der Erlösung gekommen. Die unwissenden Ärzte aber sind Fegefeuer-Teufel,
von Gott dem Kranken zur Strafe gesandt.
Gott hat den Arzt sowohl als die Arznei geschaffen, und wenn der Arzt etwas Gutes be-
wirkt, so geschieht es von Gott durch ihn."*)

---

*) Alles Gute kommt von Gott, wobei der Mensch als
ein Werkzeug dient. Das Werkzeug kann aus sich selbst
nichts Gutes vollbringen. Auch die gottlosen Ärzte können,
ohne dass sie es wissen, zu Werkzeugen Gottes dienen,
und je mehr sie Geschicklichkeit besitzen, um so tauglicher
sind sie hierzu. Aber sie schreiben alles Gute sich selbst
und ihrer Geschicklichkeit zu und leugnen die Quelle alles
Guten, die sie nicht kennen. So kommt es, dass sie auch
ihrer Kunst nicht sicher sind, und dass ihre Resultate oft
ganz andere sind, als sie beabsichtigen oder erwarten. So
ist z. B. ein Fall bekannt, dass ein Tauber plötzlich geheilt
wurde, als ihm der Arzt zum Zwecke der Messung der
Temperatur ein Thermometer unter die Zunge steckte.
Dies wird als eine Wirkung der „Suggestion" erklärt, da
der Kranke sich einbildete, dass dies ein therapeutisches
Mittel sei. Aber in hundert andern Fällen hätte die Suggestion nichts genützt, und dass sie in diesem Falle half,

„Gut" und „böse" sind relative Begriffe,
und was uns unangenehm ist, kann dennoch
zu unserem Nutzen sein. „Dass Gott dasjenige
geschaffen hat, was uns widerwärtig ist, hat
seinen Grund darin, dass es uns von Nutzen ist,
wenn wir den Zweck auch nicht einsehen.
Auch thut Gott nichts ohne den Menschen.
Wenn er Wunder wirken will, so thut er es
durch den Menschen und auf natürliche Weise;
also auch durch den Arzt. Wo der Glaube
vorhanden ist, da werden durch denselben allein
Wunder gewirkt; ist aber der Glaube nicht
stark genug, und doch die Stunde des Fege-
feuers vorüber, so vollbringt der Arzt das
Wunder, welches Gott wunderbarlich thun
würde, wenn der Glaube im Kranken wäre."

Jede Sünde ist ein Verstoss gegen das
Gesetz der Ordnung und bringt ihre Strafe,
d. h. ihre Folgen mit sich. Jede Krankheit ist,
so betrachtet, die Strafe für Sünde. In alten
Zeiten, als die Menschen weniger sündhaft
waren, gab es auch nur wenige Krankheiten
oder Leiden, und zwar nur solche, welche aus

---

beweist, dass das Fegefeuer (K a r m a) des Kranken zu Ende
war. Eine solche Kur kann von Gott ebensogut durch ein
altes Weib vollbracht werden, wenn im Patienten der dazu
nötige Glaube vorhanden ist.

ganz naturgemässen Ursachen, der Entwicklung,
dem Nahrungsbedürfnisse und dem Zerfall im
Alter entsprangen. Jetzt sind aus den ursprüng-
lichen drei Krankheitsursachen neunundachtzig
geworden. „Zur Zeit des Hippokrates waren
die Fegefeuer klein; aber jetzt, da das Übel
zunimmt, giebt es der Plagen viele." Auch ist
es nicht die Arznei, welche hilft, sondern Gott
hilft durch die Arznei. „Der Kranke, der seine
Hoffnung in die Arznei setzt, ist kein Christ;
aber wer seine Hoffnung in Gott setzt, der ist
ein Christ, und Gott kann ihn gesund machen,
sei es durch die eigene Kunst, durch den Arzt
oder durch alte Weiber. Das sollt ihr Christen
merken, dass für euch Gott der höchste und
erste Arzt sein soll, der gewaltigste, ohne den
nichts geschieht. Die Ungläubigen schreien zu
den Menschen um Hilfe, aber der wahre Christ
glaubt an Gott, der ihm, wenn es zu seinem Besten
ist, den Arzt zusenden wird, der ihn kuriert."*)

„Die Menschen und alle Geschöpfe auf
Erden sind Gott unterworfen, und es giebt

---

*) Dies ist nicht dahin zu verstehen, dass der Mensch
nichts thun und alles einem äusserlichen Gott überlassen
solle; denn wer die Mittel, die ihm Gott zur Herstellung
seiner Gesundheit giebt, nicht anwendet, dem kann Gott
nicht helfen.

zweierlei Leiden, die aus den Folgen der Sünde entspringen; nämlich diejenigen, welche in diesem Leben, und die, welche im Tode eintreten.*) Von denen, die nach diesem Leben kommen, wollen wir jetzt nicht reden. Im irdischen Leben aber straft Gott diejenigen, welche nicht der Partei des Widersachers (dem Bösen) anhängen, nicht deshalb, weil sie gefehlt haben, sondern zu einem Zeichen, auf dass diejenigen erkannt werden, welche sein sind. Dieselben sind keinem Arzte unterworfen, denn Gott will sie als die Seinen gekennzeichnet haben; die andern aber sind diejenigen, welche Gott in Strafe annimmt, aus ihrem rechten Glauben und Begehren. Diese sind dem Arzte unterworfen."**)

„Gott (das Gesetz) schafft die Krankheit, den Arzt und die Arznei. Aus sich selbst macht weder ein Arzt noch eine Arznei den Kranken

---

*) Vergl. Sankaracharya „Tattwa Bodha" S. 49.

**) Es giebt gewisse Krankheiten, welche darin ihre Ursache haben, dass sich im Menschen, der den Weg der Heiligung betreten hat, das göttliche Leben regt, und infolge dessen das in ihm früher angesammelte böse Karma rasch entfaltet und erschöpft. Er gleicht dann jemandem, der seine Schulden auf einmal abbezahlt und dann frei davon ist, während die andern dieselben nach und nach abtragen und immer wieder neue dazwischen machen.

gesund. Wie kann da jemand behaupten, dass
er (ohne Gott) ein Arzt sei? Ist er doch nur
ein Knecht der Natur, und Gott der Herr der
Natur. Folglich kann der Arzt niemanden
gesund machen, es sei denn, durch Gott in ihm,
an seiner Statt. Die Kunst eines rechten Arztes
kommt von Gott, wie auch die Arznei und die
Praxis und der Anfang. Der Kranke wird ihm,
und er dem Kranken zugeschickt. Welche
Stadt einen guten Arzt hat, der viele gesund
macht, die darf sich rühmen glückselig zu sein,
und die einen bösen Arzt haben, sind zu bedauern."

Um dies alles richtig zu verstehen, müssen
wir an der geistigen Erkenntnis festhalten, dass
Gott nicht ein ausserhalb der Welt stehendes
und vom Menschen getrenntes Individuum ist,
der die Welt von aussen her regiert, sondern
dass er allgegenwärtig ist und in uns selbst
durch seine Kraft und Weisheit wirkt und schafft,
insofern als diese göttliche Kraft in unserm
eigenen Selbstwissen und Wollen keinen un-
überwindlichen Widerstand findet. Wenn ein
Arzt wahre Weisheit besitzt, so kommt dieselbe
aus Gott; hat er sich aber auf gottlose Weise
Kenntnisse erworben, so richtet er damit am
Ende mehr Schaden als Nutzen an, weil ihm

der Grund alles Wissens, die Erkenntnis der
ewigen Wahrheit, fehlt.

„Dass Gott aber nicht direkt und ohne
menschliche Werkzeuge, sondern durch den
Arzt und die Arznei wirkt und hilft, dient dazu,
dass der Kranke Gottes Hilfe nicht allein in
seinen Wunderwerken, in Gott selbst als Gott
suche, sondern Gott auch in seinen Geschöpfen,
als Gottes Werkzeuge erkenne und liebe. Der
Arzt sollte sich aber nicht einbilden, aus eigener
(gottloser) Kraft etwas Nützliches vollbringen
zu können, sondern stets auf das Ens Dei,
den Willen Gottes in allen Dingen achten. Ein
Arzt, der kein wahrer Christ (in seinem Herzen)
ist, der achtet des Willens Gottes nicht. Wenn
ein solcher dennoch einen Kranken gesund
macht, so hat dies darin seinen Grund, dass
er, ohne es zu wissen, den Willen Gottes vollbringt, denn wenn ein Ding aufhören oder
geschehen muss, so muss es vollbracht werden
durch diejenigen, welche es können und vorhanden sind. Der Unterschied ist nur, dass
der Ungläubige sich einbildet, gegen die Natur
wirken zu können, gleichsam als wäre er selbst
ein Gott; der weise Arzt aber ist ein bewusstes·
Werkzeug des göttlichen Willens und handelt
in und mit Gott durch die Natur."

Fünferlei Heilmethoden.

Den obigen fünf Krankheitsanfängen entsprechend werden nun fünferlei Heilmethoden oder fünf Arten von Ärzten unterschieden, nämlich:

1. Naturales. Diejenigen, welche sich nur nach den äusserlichen Krankheitserscheinungen richten und Gegensätzliches anwenden. „Sie behandeln Kälte durch Wärme, Feuchtigkeit mit Trockenem, Völle durch Ausleerung u. s. w. nach dem Grundsatze contraria contraribus curantur." Hierher gehören die Allopathie, Hydrotherapie und die verschiedenen Arten der Naturheilkunde.

2. Specifici. Diejenigen, welche bestimmte Mittel anwenden, von denen sie aus Erfahrung wissen, dass sie in ähnlichen Fällen geholfen haben. Hierher gehören die Empiriker aller Art, Homöopathie u. s. w.

3. Characterales. Diejenigen, welche durch ihren persönlichen Einfluss wirken. „In solcher Kraft, als wenn einer einem andern gebietet zu laufen, und er läuft. Das geschieht mit dem Wort." Hierher dürfte zu rechnen sein der „Heilmagnetismus" oder die Übertragung von Lebenskraft, psychologische Ein-

wirkungen auf das Gemüt, Umstimmungen durch
Erregung der Willensenergie und Gedankenübertragung etc.

4. Spirituales. Diejenigen, welche sich
geistiger oder magischer Mittel bedienen.
Hypnotismus, Suggestion, Übertragung von
Krankheiten auf Tiere oder Pflanzen, Teufelskunst, Hexerei, geistige Fernwirkung. „Als
wenn ein Richter einen Menschen in den Stock
sperrt, so ist er allein sein Arzt. Auch wissen
solche, wie die gebundenen Krankheiten durch
den Geist der Kräuter erlöst werden, so dass
der Geist der Krankheit dadurch verzehrt wird."

5. Fideles. Diejenigen, welche durch die
Kraft des Glaubens heilen, wie es Christus und
seine Jünger thaten. „Wer da in Wahrheit
glaubt, der wird gesund."

Alle diese fünf Klassen von Ärzten sollten
die Krankheiten und ihre Ursprünge erkennen.
Die Erkenntnis ist nur eine einzige, aber die
Behandlungsweise verschieden. Es giebt keine
„alleinseligmachende" Behandlungsweise, denn
durch jede dieser fünf Methoden können alle
heilbaren Krankheiten geheilt werden; aber wer
eine derselben gewählt hat, der soll in ihr wohl-
begründet, erfahren und nicht zweifelhaft sein.

IV.

Von den geheimen Kräften in der Natur.

1. Die drei Substanzen.

Wie bereits oben besprochen wurde, besteht jedes Ding aus den drei Grundeigenschaften:

Materia. ⊖ Salz, d. h. das Prinzip der Materialität, Stofflichkeit (Tamas, Dunkelheit, Bewusstlosigkeit).

Anima. ♁ Schwefel, das Prinzip der Energie, Kraft (Radschas, Feuer oder Leidenschaft, Instinkt).

Spiritus. ☿ Quecksilber, das Prinzip der Intelligenz, Geist (Sattwa, Wesenheit, Licht, Bewusstsein).

Aus der Zusammensetzung dieser drei unsichtbaren „Grundelemente" entstehen die sichtbaren Körper, und jeder Körper ist in seinem Wesen nichts anderes als eine Zusammensetzung dieser drei Prinzipien, wobei entweder das eine oder das andere vorherrschend ist. Somit ist auch jedes Ding dem andern innig verwandt, und nur durch die Form und Art der Bewegung von andern verschieden. Alle Dinge sind dem Wesen nach eins, nur befinden sie sich auf verschiedenen Stufen der

Entwicklung. Je mehr in einem Dinge das materielle oder zusammenziehende, bittere Prinzip vorherrscht, um so mehr ist es dicht und materiell, sinnlos, dumm, unbewusst, erkenntnislos, passiv, träge. Je mehr das Prinzip der Energie vorherrscht, um so mehr ist es feuriger Natur, egoistisch, leidenschaftlich, strebend, aktiv, erhitzend, scharf, sauer, anziehend und abstossend, begehrlich u. s. w. Je mehr der Merkur vorherrscht, um so mehr ist es bewusst, intelligent, licht, emporstrebend, leicht, ätherisch, geistig, lieblich, ruhig, kräftig und gut.*) „Wo diese drei Substanzen durch die Kraft des Lebens innig miteinander verbunden sind, da steht es um die Gesundheit gut; aber wo sie sich in Abziehung des Lebens trennen, da fault das eine, das andere brennt u. s. w. Dies sind die Anfänge der Krankheiten." „Aus dem Schwefel wächst der Körper," d. h. aus der Begierde nach Dasein, die jedem Dinge zu eigen ist, sei es sich nun dessen bewusst oder unbewusst, bildet sich der Wille zu einem „Selbst", und aus dem Salz kommt die „Koagulation" oder Materialität. Dieses giebt dem Diamanten seine Härte, dem Blei seine

---

*) Vergl. „Bhagavad Gita" Kap. XIV.

Weichheit, den Knochen ihre Stärke u. s. w.
Der Merkur aber mildert die Dichtigkeit der
Materie und mässigt das Feuer der Leidenschaft.*) Aus der Erkenntnis der drei Grundeigenschaften in den Krankheiten aber ergiebt
es sich, ob der Körper zu deren Heilung
beruhigender oder reizender Mittel bedarf.
„Wie das Feuer alle Dinge verzehrt, so soll
auch die Arznei sein. Nicht achten, wo kalt,
wo warm, sondern hinwegnehmen. Dies ist
der Arkanen Art und Eigenschaft."

Nicht nur in der äussern Welt, sondern
auch im Menschen selbst sind alle Kräfte enthalten. „In ihm selbst ist seine Gesundheit,
sein Aqua vitae, sein Lapis Philosophorum, sein Arcanum, sein Aurum potabile
und dergleichen; er selbst ist Mumia, und
seine eigene Natur ist sein Arzt, der seine
Krankheiten heilt. Der äussere Arzt kann nichts
dabei thun, als die Natur gegen schädliche
Einwirkungen verteidigen und ihr dasjenige
verschaffen, was sie nötig hat, und da der
Mensch aus dem Limbus gemacht ist und in
ihm alle Dinge enthalten sind, wie in der
grossen Welt, und jedes Ding sich seines

---

*) Paramirum Lib. II.

Gleichen annimmt, so ist auch die ganze Welt mit allen ihren sichtbaren und unsichtbaren Einflüssen seine Apotheke. Was der Mensch in sich aufnimmt, das ist er selbst. So nimmt der Leib des Menschen den Leib der Welt an, wie ein Sohn das Blut vom Vater. Beide sind ein Blut und ein Leib, geschieden allein durch die Seele (Individualität), in der Erkenntnis aber ungeschieden."

„Himmel und Erde, Luft und Wasser, ist alles zusammen ein Mensch, und der (einzelne) Mensch ist eine Welt mit Himmel und Erde, Luft und Wasser. Somit nimmt der Saturn des Mikrokosmus den Saturn des Himmels, die Melissa der Erde die Melissa des Mikrokosmos an u. s. w. So wie die Seele mit allen ihren Kräften gegen den Teufel kämpfen und Gott zu Hilfe nehmen muss, von ganzem Herzen und Gemüt, so nimmt auch die Natur alles was ihr Gott gegeben hat, und alle irdischen und himmlischen Kräfte, um den Tod zu vermeiden, der für sie schrecklich ist."

„Also ist das grosse Compositum: das ist, die rechte Arznei kommt aus Himmel und Erde und aus allen Elementen und ihren Kräften. Das ist das Compositum, darinnen der Arzt lernen soll. Das ist das Recipe. Das sind die Simplicia. So der äussere Mensch beisammen ist, so sind bei einander alle Remedia, Medicamenta und Arcana. Da liegen alle die Kräfte, die den Krankheiten widerstehen.*) In diesem grossen Composito steht die ganze Welt mit allen Kräften im Himmel und Erde, und in ihm der ganze Mikrokosmos des Menschen, der in ihr wie ein Tropfen im Meere ist, und der Mensch nimmt aus dem Limbus, aus dem er geboren ist, das was er bedarf und vereinigt es mit sich selbst. Der Arzt aber sollte die Natur erkennen, und lernen das Licht vom Dunkel, das Reine vom Unreinen zu scheiden; denn also hat Gott ihn beschaffen."

Aus diesen drei Substanzen entstehen die verschiedenen Zustände, die man als „Krankheiten" bezeichnet, sowohl im Menschen als auch in der grossen Natur, wo sie als Naturerscheinungen, Regen, Stürme, Meteore, Donner und Blitz, Überschwemmungen, Dürre, Erdbeben, Epidemien u. s. w. auftreten. Auch ist

---

*) Diese Kräfte sind sowohl geistige als materielle: Der wahre Glaube und Gottvertrauen, fester Wille und Zuversicht, Energie und Ausdauer, Gewissensfreiheit, Erkenntnisklarheit, Gemütsruhe, Geduld, reine Luft, Sonnenlicht, frisches Wasser, gesunde Nahrung, Mässigkeit und Enthaltsamkeit u. s. w.

diese Erklärung, so sonderbar sie auch dem
Nichteingeweihten erscheinen mag, für jeden,
der sie begreift, von selbst verständlich; denn
der Mensch ist thatsächlich eine Welt im Kleinen
und seinem Wesen nach identisch mit der
grossen Welt. In beiden sind dieselben Kräfte
enthalten, und deren Wirkungen wesentlich
dieselben, wenn sie auch in der Form ihres
Auftretens voneinander verschieden sind.*)

Da dieses Werk nicht dazu bestimmt ist,
die Werke des Paracelsus zu ersetzen, sondern
nur dazu dienen soll, das Studium derselben
zu erleichtern, so würde es uns zu weit führen,
wenn wir ihm in seinen Ausführungen über die
verschiedenartigen Beteiligungen der drei Substanzen in den verschiedenen Krankheits-
zuständen folgen wollten. Wer aber die Natur
dieser drei Prinzipien richtig erfasst, dem wird
es nicht schwer werden, ihre Wirkungen zu
erkennen. So spricht Paracelsus z. B. von einer
Destillation, Sublimation und Präcipita-
tion des Mercurius ☿ im Menschen (was

---

*) Da die ganze Natur aus den „drei Substanzen" oder
„Grundeigenschaften" (Guna's) besteht, so können auch
alle darin herrschenden Zustände in nichts anderem ihren
Ursprung haben. Dies hat schon der indische Weise Sankaracharya vor zweitausend Jahren erklärt, und die Lehre

natürlich nichts mit dem materiellen Quecksilber und dessen Präparaten zu thun hat), wodurch Gehirnkrankheiten, Schlagflüsse u. s. w. entstehen. Aus den Veränderungen des materiellen Elementes ⊖ entspringen Haut- und Krebskrankheiten, Geschwüre, „Tartarische Krankheiten", Rheumatismus u. dgl. Aus den Veränderungen des ☿ kommen nicht nur Hitze und Kälte, Regen und Schnee in der grossen

---

des Paracelsus stimmt damit überein. Beifolgende Figur versinnbildlicht den Ursprung der fünf Bewusstseinszustände, der fünf materiellen Kräfte und der fünf Daseinszustände (Tattwa's) in der materiellen Welt. Für weitere Auseinandersetzungen s. Sankaracharya „Tattwa Bodha".

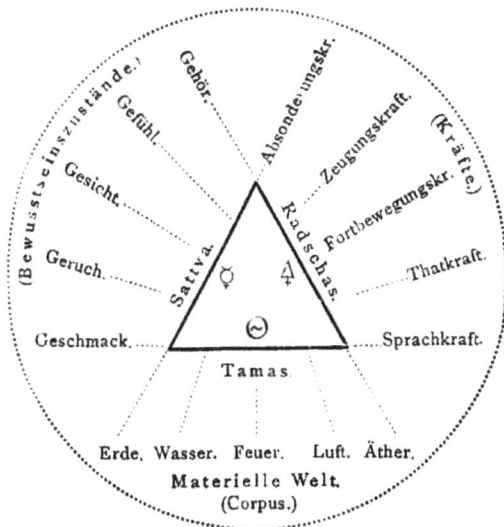

Natur, sondern auch Fieber und Frost, Wasser-
sucht und Entzündungen aller Art.

Somit ist der sterbliche Mensch in die drei
Grundeigenschaften der Natur gesetzt, deren
Wesenheit der Arzt geistig zu erfassen bestrebt
sein soll, wenn er nicht bloss die Krankheitserscheinungen, sondern das Wesen der Krankheiten und auch das Wesen aller materiellen
Dinge erkennen will.

„Aber über diesem allen ist ein unsichtbarer Leib im Menschen, der ist nicht in die
drei Substanzen gesetzt, und ist dem Arzte
nicht unterworfen. Dieser (himmlische) Mensch
hat seinen Ursprung aus dem Einhauchen (der
Seele) von Gott, und wie ein Hauch in unsern
Händen ein Nichts ist, so ist auch dieser himmlische Leib für uns nicht sinnlich erkennbar.
Der Arzt aber sollte die beiden Leiber im
Menschen erkennen, den natürlichen und jenen,
der aus dem Worte Gottes gemacht ist und
nicht aus dem Gestirn, damit der Mensch
bewährt werde in Ja und Nein, im Guten und
Bösen und erkenne, wie lieblich ihm Gott sei,
und wie er sich an ihn halten soll. Diese
beiden Leiber sind auf Erden miteinander verbunden wie durch einen Ehebund, und der
unbegreifliche Leib hat versprochen, den natür-

lichen nicht (mit Versuchungen) zu überladen oder über sein Mass zu treiben. Mehr davon hier anzuzeigen gebührt mir nicht."*)

2. Vom Lebensprinzip (Archaeus).

Der kurzsichtige und oberflächliche Beobachter sieht die Bewegungen und Lebenserscheinungen der Geschöpfe, und er bezeichnet diese Thätigkeit, deren Ursache er nicht kennt, als das „Leben". Der Eingeweihte sieht und erkennt, dass diese Thätigkeit nicht das Leben selbst, sondern nur die Äusserung eines verborgenen Lebensprinzips ist. Der Okkultist geht noch weiter, und er erkennt das ganze Leben in der Natur als eine Wiederspiegelung des Geistes Gottes im Weltall.

Dieses Lebensprinzip ist in allen Dingen enthalten und ist der Archaeus oder die organisierende Kraft in der Natur und in jedem einzelnen Organismus.**) Paracelsus sagt:

---

*) De Tribus primis Substantiis. Paramir Lib. II, p. 139.

**) Die indische Philosophie bezeichnet das geistige Leben als „Jiva" und dessen Wiederspiel in der Natur als „Prana". Von letzterem beschreibt sie fünf Modifikationen, nämlich:

Prana, das vorwärtsstrebende Leben.

Udâna, das aufsteigende Leben.

„Der Spiritus vitae (Lebensgeist) ist ein Geist, der da liegt in allen Teilen des Körpers, wie sie auch genannt werden, und ist in allen gleich der eine Geist, die eine Kraft, in einem wie im andern, und das höchste Korn des Lebens, aus dem alle Glieder leben. Im Herzen bewegt er das Herz, in der Leber giebt er der Leber die Stärke u. s. w. In allen Organen ist der Spiritus vitae dasjenige, was den Organen ihre Lebensfähigkeit giebt."*)

Das Centrum und die Quelle der Lebenskraft in unserm Sonnensystem ist die Sonne; die Centralwerkstätte der Lebenskraft im tierischen Körper ist das Herz.**) Der von der

---

Samâna, das bindende Leben.

Vyâna, das austeilende Leben.

Apâna, das abwärtsstrebende Leben.

Siehe Sankaracharya „Tattwa Bodha".

*) Dies wird von denjenigen nicht begriffen, welche infolge ihrer verkehrten Weltanschauung sich einbilden, dass das Leben ein Produkt der Formen sei, während doch die Vernunft uns lehrt, dass alle Formen in der Natur Produkte der formenbildenden Kraft in der Natur sind. Darin aber unterscheidet sich die höhere Wissenschaft von der niederen, dass die erstere den Geist und die letztere nur die Erscheinungen kennt.

**) Die Sonne ist das Herz unseres Planetensystems und hat eine dem menschlichen Herzen ähnliche Pulsation. Ein Pulsschlag der Sonne dauert ungefähr 11 Jahre. Siehe H. P. Blavatsky, „Geheimlehre" I, 591.

Sonne ausstrahlende Lebensgeist dringt auf verschiedenen Wegen, insbesondere durch die Lunge, in den menschlichen Körper ein. „Er ist im Gehirn sowohl als im Fleische, und geht darin aus und ein, durch die pia und dura mater, er ist im Leeren sowohl als im Vollen. Der Spiritus Vitae ist den Einflüssen von oben unterworfen, und so wie sich der Leib von der Erde nährt, so nährt er sich vom Einflusse der Sonne, und wenn in einem Organe die Lebensthätigkeit gehemmt wird, so folgt Krankheit und Tod." Er giebt allen Organen ihre Stärke, und wo seiner Thätigkeit kein Hindernis im Wege ist, da erfolgt diese Stärkung von selbst. „Das Herz begehrt nichts anderes, als seine Stärkung, d. h. dass ihm dasjenige weggenommen wird, womit es beladen ist. Und ein jeder Arzt soll mehr auf das äussere Herz bedacht sein, als auf das innere. Das innere ist dem Arzt nicht unterworfen."*)

---

*) Dies, wie vieles andere, deutet darauf hin, dass Paracelsus bedacht war, durch den Geist auf das Gemüt und den Körper heilend einzuwirken. Dies bezeugen auch seine alchemischen Rezepte, wie z. B. folgendes:

Recipe: Den besten Crocum, cohabiers im besten Aqua Vitae, das den Boden nicht berührt, in panno molli, cum sigillo Hermetis; das auf 12 Male, so wird aus dem Crocus ein Öl, gar eines mächtigen

„Also sind auch zwei Gehirne, ein äusseres und ein inneres. Dem innern sein Wesen ist nicht zu ändern; so es aber überfallen wird mit dem, das ihm nicht zugehört, so soll dasselbe durch das Hirn, welches Gott in die Kreatur gegeben hat, ausgetrieben werden. So begehret auch die innerliche Leber die äussere Leber zu ihrer Not. Die Leber an sich ist wie ein Geist; das fleischliche Organ im Körper, welches diesen Namen trägt, ist nur ein Glied des Leibes, an dem (abgesehen von dem Geiste, der dieselbe belebt) nichts liegt." So verhält es sich auch mit den übrigen Organen.

Das Leben selbst und der Vorgang der Lebensthätigkeit sind zwei verschiedene Dinge. Das eine ist ein Prinzip, das andere dessen Offenbarung. Das Leben ist etwas Himmlisches, an sich selbst ewig und unvergänglich, und ein Ausfluss der Gottheit; das Lebendigsein eines Dinges ist durch die Gegenwart des Lebensprinzips in diesem Dinge bedingt, und während

---

Geschmacks. Davon gieb einen Tropfen in Vino Vitae; das ist des Herzens summa laetitia (höchste Seligkeit), den Alten und Kranken, Melancholischen und Schwermütigen." („De Viribus Membrorum" p. 6.) Es ist hier schwerlich von gewöhnlichem Safran und Branntwein die Rede.

das Leben selbst untödlich ist, sind die Formen, in denen es seine Thätigkeit äussert, beständigen Veränderungen unterworfen. Das Leben ist der Baumeister (Archaeus), der die drei Substanzen miteinander verbindet und die Materie organisiert; die drei Substanzen sind das Material, aus denen das Gebäude gebildet wird.

Es wird schwerlich jemand so thöricht sein, zu glauben, dass Paracelsus die Chemie in der Medizin verwerfen wolle, da er doch selbst der erste war, der eine rationelle Anwendung derselben darin eingeführt hat; aber auch unter den scheinbar leblosen chemischen Substanzen würden keine Reaktionen eintreten, wenn nicht das Lebensprinzip in ihnen enthalten wäre. Durch das Vorhandensein dieses Prinzipes ist jedes Ding mit einer geistigen (dem Hellsehenden sichtbaren) Sphäre oder Aura umgeben, und durch diese wirken sowohl die Atome der chemischen Substanzen, als auch Pflanzen, Tiere, Menschen und geistige Wesen aufeinander ein.*)

---

*) Die neuesten Forschungen ergaben, dass bei sehr hohen Kältegraden alle chemischen Reaktionen aufhören; dies ist durch das Verschwinden der Aura infolge der sich nach dem Innern zurückziehenden Ausstrahlungen zu erklären.

Der Lebensgeist ist aber nicht eine nur mechanisch wirkende, sondern eine geistige Kraft, in welcher, wie schon von Plato beschrieben wurde, die Ideen aller Dinge enthalten sind, und in diesem Sinne wird sie der „Archaeus" oder die organisierende Kraft der Natur im Makrokosmos und Mikrokosmos genannt, und was der Chemie ohne die Einwirkung der Lebenskraft nicht möglich ist, nämlich das Aufbauen eines neuen Organismus, das geschieht durch diesen Archaeus. „Der ist gleich dem Menschen, und ist die Kraft in den vier Elementen, und macht aus dem Samen einen Baum und richtet ihn auf."*)

Wenn die Natur der Menschen sich so veredeln und vergeistigen würde, dass sie mit klarem Verstand in das Innere der Natur sehen, oder, wie Paracelsus sagt, „im Lichte der Natur sehen lernen" würden, so würden sie auch nicht mehr bloss die Erscheinungen des Stoffes und dessen Veränderungen, aus welchen sie auf die darin wirkenden Kräfte Schlüsse ziehen, sondern das in den Formen wirkende Leben selbst erkennen. Auf diese innerliche Erkenntnis, die allerdings nicht jedermanns Sache ist, ist die

---

*) Vol. III p. 22.

medizinische Kunst des Paracelsus gegründet,
und geht folglich, wie er selbst sagt, nicht aus
der Spekulation, sondern aus der Offenbarung der Wahrheit im Innern des Menschen hervor. „Aber wir sind von Christus
(der Gotteserkenntnis) gefallen, und laufen den
Körpern nach," und anstatt nach der Weisheit
Gottes zu suchen, die unsern Verstand erleuchten
kann, bilden wir uns ein, dass wir mit unserm
eigenen Wissen alles vermögen, und Gott in
uns nichts weiss. So erscheint uns denn, solange wir selbst wie tot und gottlos sind, auch
die Welt als ein gottloses und geistloses Ding,
bis dass, wenn in uns selbst das geistige göttliche Leben erwacht, wir durch dessen Geist
auch das geistige Leben und Gott in allen
Dingen erkennen.*)

„Die Natur lehret alle Dinge, und was sie
nicht kann, das erwirbt sie vom heiligen Geist,

---

*) „De morbis invisibilibus." — Dies ist nicht
so aufzufassen, als ob wir das menschliche Wissen und
Forschen verachten und uns, was allerdings sehr bequem
wäre, der Träumerei, Schwärmerei und stillen Beschaulich-
keit hingeben sollten. Das Ringen nach wahrer Erkenntnis
und die Hingebung an mystische Schwärmerei sind zwei
entgegengesetzte Dinge. Das eine führt uns zum Lichte,
die andere in das Dunkel des Aberglaubens und in das
Reich der Täuschung und Phantasie.

der sie lehrt, und die Natur und der heilige
Geist sind eins, d. h. täglich ist die Natur ein
Licht aus dem heiligen Geist und lernet von
ihm, und also kommt die Erkenntnis dem Menschen gleich einem, der vom Schlafe erwacht."*)
„Wer den Sohn Gottes hat, der hat das Leben,
wer ihn nicht hat, der hat das Leben nicht."**)
Wer den Geist der Erkenntnis in sich hat, der
wird auch das Leben des Geistes in der Natur
erkennen; wer ihn nicht hat, und sich daher
nicht über das Reich des Sinnlichen zur wahren
Erkenntnis emporschwingen kann, der ist für
die Erkenntnis des Geistes nicht reif, und wir
haben ihm nichts zu beweisen.

3. Der Astralkörper.

Der Träger der Lebenskraft während des
irdischen Lebens ist der Astralkörper. In ihm
sind alle Organe, wie im physischen Körper
vorhanden, und durch diese wird die Lebensthätigkeit der fleischlichen Organe vermittelt.
Während nun die moderne Medizin nur die
grobmateriellen Organe kennt, und deshalb
auch derselben nur mit grobmateriellen, che-

---

*) De Fundamento Sapientiae. Fragm.
**) 1. Johannes V, 12.

misch oder mechanisch wirkenden Mitteln bei-
zukommen sucht, ist die Heilmethode des
Paracelsus darauf gerichtet, durch den Geist
der Pflanzen u. s. w. auf die Astralmaterie, und
durch diese auf die physischen Organe einzuwirken. „Denn im Spiritus liegt die Arznei,
und nicht im Leib, denn Leib und Spiritus
sind zweierlei."*)

„Der Mensch ist in zwei Teile gesetzt;
sichtbar und unsichtbar. Was der sichtbare
Körper thut, das sieht man; aber dies ist nur
die halbe Arbeit; die andere halbe sieht man
nicht; diese vollbringt der unsichtbare Körper.
So baut auch ein Zimmermann ein Haus aus
zwei Körpern auf; erst unsichtbar als Bild (in
seiner Vorstellung) und dann mit sichtbarem
Material, augenscheinlich; und wie der Zimmermann kein sichtbares Haus bauen kann, wenn
er kein sichtbares Material dazu hat, so bedarf
auch der unsichtbare Körper der groben Materie,
um einen sichtbaren Körper zu bauen."**)

„In jeder Beziehung ist der unsichtbare Leib
so wie der sichtbare beschaffen, und jeder der
beiden kommt aus dem Limbus. Der eine

---

*) „Labyrinthus Medicorum" p. 231.
**) „De Morbis Invisibilis" p. 271.

ist irdisch, der andere himmlisch, und jeder
wirkt auf seine Art. Dem irdischen ist Befehl
gegeben zu bauen und die Hände zu gebrauchen; was aber der unsichtbare Leib vollbringt, ist wie der Schatten vom Leib; beide
aber sind zusammen ein Mensch."*) Von einem
andern Standpunkte betrachtet, ist der innerliche Mensch der wirkliche Leib, und der äusserliche Körper sein Schatten; die Künste, welche
der innerliche Mensch versteht, führt der äusserliche materielle Mensch, insoweit es seine Beschaffenheit zulässt, körperlich aus. „Er ist
gleichsam ein verborgener Mensch, den der
sichtbare Körper verbirgt. Er ist der inwendige
Schatten, aber er hat Substanz, Greiflichkeit
und Empfindlichkeit, und des ganzen Leibes
Glieder Einbildung, Wesen und Natur, und ist
das Edelste im ganzen Leib und im Menschen,
wiewohl er die Seele nicht hat und sein Leben
vom Leib erhält und nichts von ihm selbst.
Er ist wie jemand, der sich im Spiegel
sieht."**)

---

*) „De Morbis Invisibilis" p. 281.
**) „Von der Gebärung des Menschen" S. 344. —
Diese Beschreibung entspricht derjenigen des „Lebens-
körpers" (Pranamaya Koscha) von Sankaracharya. —
„Tattwa Bodha" S. 28.

Während nun der physische Körper äusserlichen, mechanisch und chemisch wirkenden
Einflüssen unterworfen ist, empfängt der Astralkörper geistige Einflüsse und die Eindrücke des
Gemütes, und die in ihm hervorgerufenen
Zustände übertragen sich auf den materiellen
Leib. So rufen z. B. Zorn, Furcht, Begierde
und andere Gemütserregungen gewisse Strö-
mungen in den Lebensäthern des Astralkörpers
hervor. Diese verursachen Nervenerregungen,
diese Blutwallungen, Kongestionen, Entzündungen u. s. w.*) Der persönliche Mensch ist
eine Erscheinung, welche gewisse Eigenschaften
besitzt. Wenn sich diese Eigenschaften ändern,
so ändert sich damit auch die Persönlichkeit;
eine Eigenschaft, die ihn beherrscht, ist in ihm
personifiziert. So kann man z. B. einen von
Zorn besessenen Menschen als ein Wesen betrachten, in dem der Geist des Zornes personifiziert ist; einen mit Kleptomanie behafteten
als einen Menschen, in dem die Stehlsucht zu
seinem Wesen geworden, und der dadurch in
einen Dieb verwandelt wurde. Ähnlich verhält
es sich mit konstitutionellen Krankheiten, von

---

*) „Über die Physiologie des Astralkörpers"
siehe „Lotusblüthen" Bd. II, S. 797.

denen jede als ein Zustand, der im Menschen Gestalt angenommen hat, betrachtet werden kann.

„Weil der Mensch zweifach ist, ein Teil (der materielle) der Erde und des Wassers, der andere (der Astralkörper) des Feuers und der Luft, so folgt daraus, dass die übernatürliche Krankheit in dem einen Teil, dass ist im Geiste, an sich nehme die Ursprünge und nicht in dem andern. So wisset, dass eine jegliche Lust, Begierde, Wille, Verhängnis des Menschen, wenn dies in seinem Gedächtnisse, Phantasie oder Imagination geschieht, ein Corpus in ihm macht, gleichwie ihr beim Zorn seht; der macht einen Leib, d. i. er wächst in einem Leib, und so auch eine jede andere Willensform im Menschen: Hass, Lüge, Fluchen, Betrug, Geiz u. s. w. Dies sind alles Dinge, die der halbe Mensch macht, und die aus dem halben kommen, ihm anhängen und in ihm liegen, seien sie gut oder böse; und ein jedes so geborene Corpus behält seine Krankheit (Zustand) und will von ihm nicht lassen. So werden die geistigen Kräfte leiblich, wachsen und vergiften den Leib."*) So ist dann die so personifizierte

---

*) Vol. III „De Peste" p. 178.

Eigenschaft gleichsam ein „Ich" im Menschen, dessen Wesen der betreffende Zustand ist, und das davon nicht lassen will, da dies die Vernichtung dieses Ich's wäre, und jedem „Ich" der Wille zum Dasein innewohnt."*)

Aber der Mensch, welcher die Kraft der Weisheit besitzt, ist diesen Einflüssen nicht unterworfen. „Diese Weisheit, die der Mensch haben soll, ist nicht von der Erde, noch von der oberen Hemisphäre (der Spekulation), sondern aus dem fünften Wesen (dem Selbstbewusstsein). So der Mensch in dieser Weisheit lebt, so ist derselbe ein Meister des Gestirns und aller Planeten. Ein solcher wird ein Magus genannt und kann dem ♄, ♀, ☿ u.s.w. gebieten. Ist er aber nicht Herr seiner selbst, so meistert ihn das Gestirn und macht aus ihm was es will. Er ist dann gleich einem Narren, der sein Ross nicht meistern kann, und dessen Meister dann das Ross ist, das mit ihm hingeht, wohin es will." Wie der Wille krank macht,

---

*) Dies ist auch in Bezug auf eingefleischte Meinungen und Theorien der Fall, und es giebt Menschen, die lieber ihr Leben lassen, als eine Theorie, der sie anhängen, und wäre sie auch noch so falsch, aufgeben wollen, weil sie eben von derselben ganz eingenommen sind, und sie ihr „Ich" ist, dessen innerstes Wesen in dieser Meinung besteht.

so kann auch der Wille gesund machen. „Mit
solchen Gnaden hat uns Gott auf Erden begabt,
dass wir zwei Arzneien haben, eine sichtbare
und eine unsichtbare. Die sichtbare ist die
geschaffene, und die unsichtbare ist das Wort
Gottes."*)

4. Vom Tode.

Die Einheit ist unteilbar, die Vielheit ist
zusammengesetzt und zersetzbar. Der irdische
Leib des Menschen ist ein zusammengesetztes
Ding und sterblich. Christus sagt: „Ein jedes
Reich, das in sich selbst zerteilt wird, vergeht;"
aber das Reich Christi (die Gotteserkenntnis)
bleibt. Im Menschen werden vielerlei Kräfte
geboren und bekämpfen sich gegenseitig, und
es naht sich der Tod in vielerlei Gestalt. Der
himmlische Leib in uns hält den irdischen Leib
zusammen, und wenn dieser Leib der Gnade
nicht wäre, so stürbe der irdische Leib in der
ersten Stunde seines Daseins. Wir verzehren
und erneuern uns selbst fortwährend; unser
Leben ist eine beständige Umwandlung. Obwohl der Mensch aus dem Mutterleibe kommt,
ist er deshalb doch nicht der Mutter Sohn,

---

*) „De Peste" p. 193.

noch des Vaters; sondern der Sohn dessen, der ihm Nahrung giebt. Darum ist unser Vater im Himmel unser Vater, nicht allein nach seiner Gerechtigkeit, sondern auch in leiblicher Beziehung."

„Alle Dinge haben ihre bestimmte Zeit des Daseins, sei es zum Guten oder zum Bösen; sogar die Heiligen (Adepten) haben ihre Zeit, in der sie aufhören müssen, auf Erden zu leben. Sei einer auch noch so fromm und gerecht und dem Volke nützlich, sobald seine Zeit kommt, muss er dennoch fort. So fährt der Geist zum Herrn, der Leib zur Erde; denn die Erde ist kein Gefängnis des Geistes, sondern nur für den Leib. Also bleiben sie, ein jegliches an seiner Stätte, bis sie wieder zusammenkommen; so werden die drei Substanzen wiederum sein in ihrem Wesen.*) Was aber weiter daraus wird, das steht bei dem, der Leib

---

*) Dies ist auch die Lehre der Reïnkarnation, der gemäss sich der himmlische Mensch, „der Leib und Seele gemacht hat", nach einer Zeit der Ruhe aus den drei Substanzen wieder einen neuen Körper baut, und denselben überschattet und bewohnt. Auf diese Art wird die geistige Individualität des Menschen immer wieder aufs neue als eine neue Persönlichkeit ins irdische Dasein geboren, bis sie zur vollkommenen Selbsterkenntnis gekommen ist. Siehe Bhagavad Gita II, 19 u. f.

und Seele gemacht hat, verborgen allen
Menschen."

„Die Scheidung des Mikrokosmos geht erst
im Tode an. Da scheiden sich zwei Leiber
voneinander, der himmlische und der irdische,
d. h. der sakramentalische und der elementalische. Der eine führt über sich, wie die Adler,
der andere fällt unter sich zur Erde, wie Blei.
Der elementalische verweset, wird unter die
Erde vergraben und nicht mehr gesehen; der
sakramentalische, d. h. der himmlische und
siderische verwest nicht und wird nicht be-
graben. Nach dieser Scheidung scheiden sich
auch im Tode des Menschen die drei Substanzen voneinander, nämlich Leib, Seele und
Geist; ein jegliches an seinen Ort, daraus es
ursprünglich kam. Der Leib Θ in die Erde,
zur prima materia Elementorum; die Seele ♃
zu der prima materia Sacramentorum; der
Geist ☿ zu der prima materia des luftigen
Chaos."*)

Leben ist Bewusstsein, Tod ist Bewusstlosigkeit. Das Dasein des Menschen ist ein
beständiger Wechsel zwischen Leben und

---

*) „De Separatione Rerum" p. 315. — Vergl.
1. Korinth. XV, 53 u. f.

Sterben; denn er lebt nur in Bezug auf dasjenige, dessen er sich gerade bewusst ist. Da
der Mensch aus verschiedenen Prinzipien zusammengesetzt ist, so giebt es für ihn verschiedene Arten von Tod. Der Tod des Körpers ist die Trennung seiner Elemente; der
Tod des Intellektes ist die Unwissenheit; der
Tod der Seele die Gefühllosigkeit; der Tod
des Geistes die Glaubenslosigkeit und der ewige
Tod der Verlust der höheren Individualität.
„Wer nicht glaubt, der ist schon gerichtet."*)

5. Vom Glauben.

Der Glaube, von dem Paracelsus spricht,
hat nichts mit dem, was man gewöhnlich
„glauben" nennt, und was in dem phantastischen Fürwahrhalten von Meinungen, Theorien,
Erzählungen u. s. w. besteht, zu schaffen, sondern er ist eine geistige Kraft und das geistige
Leben, Empfindung und Bewusstsein im Menschen selbst. Nicht aus dem Wissen durch
Hörensagen, logische Schlussfolgerung u. s. w.,
sondern aus dem eigenen Wahrnehmen, Empfinden und Begreifen entspringt die wahre
Erkenntnis, und was die sinnliche Wahrnehmung

---

*) Johannes III, 18.

in Bezug auf sinnliche Dinge ist, das ist der
Glaube in Bezug auf das Geistige. Durch ihn
wird das Unsichtbare sichtbar. Wir würden
wenig von einer Welt wissen, von der wir nur
vom Hörensagen, oder durch logische Schlussfolgerung uns einen Begriff machen könnten.
Eine solche Welt bestände für uns nur in unserer Phantasie und hätte für uns keine Wirklichkeit, selbst wenn sie thatsächlich den Begriffen entspräche, die wir uns von ihr machen.
So ist auch alles angelernte Wissen in Bezug
auf geistige Dinge keine wahre Erkenntnis,
sondern nur Theorie, aber in der Kraft des
Glaubens liegt die Kraft der Offenbarung und
Verwirklichung.

„Wir Menschen auf Erden, was haben wir
ohne das Licht der Natur in der Erkenntnis
aller natürlichen Dinge? Dieses Licht erstreckt
sich von dem Sichtbaren in das Unsichtbare;
geradeso wunderbar in diesem als in jenem.
So wie der äussere Mensch mit seinen körperlichen Augen in der Sinneswelt die Dinge
wahrnimmt, so erkennt der zum höheren Leben
erwachte innere geistige Mensch die Natur der
Dinge in der übersinnlichen Welt. Grob und
ungebildet sind diejenigen, welche nur das
sinnlich Wahrnehmbare sehen; denn so hoch

und erhaben sind die Kreaturen von Gott geschaffen, dass sie im Lichte der Natur ebenso
hoch erfahren sein können, in dem was Gott
unsichtbar gemacht hat, als in dem, was sie
sichtbar haben. Der Mond ist ein Licht;
dennoch giebt er die Farben der Dinge nicht
zu erkennen; so aber die Sonne aufsteigt, wird
alles deutlich und klar; und wie das Licht der
Sonne das Licht des Mondes übertrifft, so
scheint das Licht der Natur über alle Kräfte
der Augen. In dem Lichte der Erkenntnis
werden die unsichtbaren Dinge sichtbar,
und dass dieses Licht alles andere Licht
überscheint, dessen lasset euch eingedenk
sein."*)

„Wir glauben den Wirkungen, und müssen
ihnen glauben (weil es keine Wirkungen ohne
Ursachen giebt); gleichwie wir in der finstern
Nacht eine Glocke hören; dann wissen wir,
dass eine Glocke vorhanden ist. Wollen wir
aber die Glocke sehen, dann müssen wir Licht
haben. Der Mond (die Phantasie) ist ein dunkles
Licht, die Sonne (die Weisheit) aber erleuchtet
alles am gründlichsten. Ein jedes Ding hat
sein Licht, in dem es erkannt werden kann.

---

*) „De Morbis Invisibilibus" p. 239.

Glauben wir aber an die Werke, so glauben
wir auch an den Meister (die Ursache); denn
das ist ein toter Glaube, der nur die Wirkungen
sieht, und nicht den Meister erkennt. Jedes
Ding hat sein Licht, und wer bei dem höchsten
Licht nicht sehen will, dem sind die unsichtbaren Dinge vor den Augen gleich wie ein
grosser Berg in einer finsteren Nacht. Dieses
Licht der Natur aber macht uns dasjenige
sichtbar, was Sonne und Mond nicht sichtbar
zu machen vermögen. So wir dieses Licht finden,
so zeigt es uns, dass nicht allein Fleisch und
Blut der Mensch ist, sondern dass dahinter
noch ein anderer Leib ist, der zu klar ist, um
von den groben Augen gesehen zu werden,
und in welchem die unsichtbaren Ursachen
liegen."

„So wir den Meister der Werke ergründen,
so ist er uns auch sichtbar. In den ewigen
Dingen macht der Glaube alle Werke sichtbar,
in den leiblichen unsichtbaren Dingen macht
diese sichtbar das Licht der Natur (der Verstand). Für die menschliche Vernunft, die aus
dem Menschen der Erde kommt, sind die
ewigen Dinge unergründlich. Er kann die
Kräfte des Glaubens nicht ergründen; deshalb
müssen sie auf die Lehre Christi gegründet

werden.*) Unsere Stärke liegt im Glauben,
und nicht in der Phantasie. Viele meinen den
Glauben zu haben, aber es heisst: „Die Zeichen
derer, die da glauben, sind die: In meinem
Namen werden sie Teufel austreiben, mit neuen
Zungen reden, und so sie etwas Tödliches trinken, wird es ihnen nicht schaden. Auf die
Kranken werden sie die Hände legen, und es
wird besser mit ihnen werden."**) Der Glaube
ist ein Geist, der alle andern Geister überwindet.
Er wirkt auf zweierlei Art; in den guten Menschen zu guten Dingen und in den bösen zum
Bösen. Selbst der Teufel (im Menschen) hat
seine Stärke aus dem Glauben, den er zu bösen
Zwecken missbraucht. Wir sollen aber niemals
den Glauben zu etwas gebrauchen, wozu er
uns nicht gegeben ist."

„Der Glaube kann sowohl krank machen,
als auch gesund. Wir schaffen durch ihn einen
Geist, der ohne Hände und Füsse dasjenige
thun kann, was ein Mensch thut, und ein jedes

---

*) Das Fürwahrhalten dessen, was uns aus der Bibel
von der Lehre Christi erzählt wird, ist noch lange keine
Selbsterkenntnis. Die richtige Lehre Christi geschieht durch
die Offenbarung von Christus (der Wahrheit) in uns.

**) Markus XVI, 17 u. 18.

Ding, das in der Natur wächst, das kann auch durch die Stärke des Glaubens hervorgebracht werden. Durch den Glauben werden wir gleich den Geistern, denen es möglich ist, alles unsichtbar zu thun, was der Leib sichtbar thut."*)

Der Glaube ist aber wohl von dem Aberglauben zu unterscheiden. „Der wahre angeborene Glaube kommt aus Gott und geht in Gott zurück. Nicht wir wirken durch den Glauben, sondern Gott wirkt durch den Glauben in uns. Durch unsern selbstgemachten Glauben können wir keine Wunder wirken, aber durch die Barmherzigkeit Gottes (in uns) ereignet es sich, dass dies geschieht. So wir aber aus Eigendünkel handeln, und achten uns selbst für Götter, so vergessen wir hierin Gottes und seiner Barmherzigkeit und leben in unserm eigenen Hochmut und Trotz, die uns in Verzweiflung führen. Aus dem Missbrauche des Glaubens entsteht Aberglaube und Zauberei. Wir sollen im Glauben leben, aber ihn nicht anwenden zu dem Zwecke, dass dieses oder jenes nach unserm

---

*) Der Missbrauch des Glaubens ist „schwarze Magie", und ist schlimmer als gewöhnliche Verbrechen, weil dabei göttliche Kräfte entweiht und zu niedrigen Zwecken verwendet werden.

Willen geschehe,*) denn dies hiesse Gott versuchen. Diejenigen Zeichen aber sollen wir
begehren, die aus der Barmherzigkeit Gottes
und der Liebe uns erreichen."

„Alles Gute, das aus dem Glauben geschieht,
entspringt aus Gottes Barmherzigkeit. Die Gesundheit fliesst aus dem Heilmittel, und das
Heilmittel aus Gottes Barmherzigkeit. So hat
auch das, was aus dem Sohn Gottes entspringt,
seinen Ursprung in seiner Barmherzigkeit und
erlangt seine Kraft durch den Glauben. Christus
sagt: „Wer an mich glaubt, wird auch die
Werke thun, die ich thue, ja noch grössere

---

*) Dies ist einer der Punkte, die am schwersten zu
fassen sind. Die göttlichen Kräfte gehören Gott und nicht
dem Menschen an. Wenn der Mensch sie aus eigenem
Willen zur Erfüllung irgend eines Wunsches anwendet, so
unterordnet er dieselben seinen persönlichen Begierden und
erhebt seinen menschlichen Willen über den Willen Gottes.
Dies ist der Weg zur schwarzen Magie. Andererseits ist
die Unterlassung von Werken der Nächstenliebe verwerflich,
und wir sollen die Kräfte, die wir besitzen, zum Guten
benützen. Gut ist aber in Wirklichkeit nur dasjenige, was
Gott durch den Menschen vollbringt. Wir sollen deshalb
die göttlichen Kräfte nicht aus eigenem Willen in Anwendung bringen, sondern nur aus Liebe und als Werkzeuge
Gottes, ohne irgend welche eigene Absicht, handeln. Dies
kann aber nur derjenige begreifen, der durch die Kraft des
Glaubens zur selbstlosen Liebe gekommen ist. Vergl.
„Bhagavad Gita" Kap. V u. VI.

wird er thun, denn ich gehe zu meinem Vater." *)
Der Glaube aber, welcher nicht aus der Barmherzigkeit Gottes geschöpft ist, ist der Glaube
des Teufels, d. h. er ist verunreinigt durch den
Eigendünkel und die Selbstsucht. Der Teufel
(die Bosheit) achtet solcher Zeichen nicht; er
lässt uns aus uns selbst Arges und Böses thun
und den Glauben missbrauchen. Sein Ziel ist,
dass er uns zweifeln mache an der Barmherzigkeit Christi, und mit dem Glauben in Christus
Hoffnung und Liebe zerstöre. Was aber durch
diesen Missbrauch des Glaubens geschieht, ist,
wie wenn ein grober Bauer neben einem Goldschmied stünde, und was der Goldschmied aus
Gold macht, das bildet der Bauer aus Dreck." **)

---

*) Der Glaube, um den es sich handelt, ist nicht das
Fürwahrhalten der biblischen Erzählung von Jesus Christus,
sondern der Glaube an, oder vielmehr in Christus selbst.
Christus ist das Licht der Weisheit im Makrokosmos und
Mikrokosmos, und wer in diesem Lichte der göttlichen
Selbsterkenntnis handelt (vorausgesetzt, dass er es in sich
hat), der glaubt an Christus und wirkt in seiner Kraft.
Wenn nun ein Mensch noch eine grössere Erkenntnis der
Naturgesetze, als der Mensch Jesus von Nazareth (Jeho-
schua?) besass, und dabei denselben Glauben aus Christus
hätte, so könnte er noch grössere Werke thun.

**) Die Wissenschaft im Bunde mit der Liebe führt zur
Weisheit, und ist der Welt zum Heil; die Wissenschaft,
welche dem Egoismus entspringt und sich über Gott (die

Der Glaube an vorgeschriebene Glaubensartikel ist noch lange kein Glauben an die
Wahrheit selbst; ebensowenig als ein Fürwahrhalten wissenschaftlicher Theorien ein wirkliches
Wissen ist. Aus einer äusserlich angenommenen
Meinung entspringt noch keine innerliche Kraft.
Theorien sind nur Anleitungen zum Erkennen,
aber nicht die Erkenntnis selbst. Nicht dass
wir die Dogmen verwerfen sollen; aber durch
die Annahme einer Hypothese oder das Fürwahrhalten einer Erzählung ist noch niemand
selig geworden, und hat noch niemand die
Kunst Wunder zu wirken erlangt. „Von wegen
der Glaubensartikel allein würden die Menschen
nicht gerettet werden; nicht der Artikel, sondern der Glaube an Gott, giebt dem Märtyrer
die Kraft, den Tod zu überwinden. Würden
die Menschen arbeiten und das Brot ihrer Arbeit
essen, und ebenso beflissen sein zu geben, als
zu nehmen, und die sechs Stücke der Barmherzigkeit vollbringen, so würde es anders um
ihren Glauben stehen. Sterben von wegen des
Glaubens ist ein selig Ding; aber wegen der
Artikel sterben ist ein Tod, der aus dem Aberglauben entspringt. Wir sollen den Glauben

Liebe) zu erheben strebt, geht mit Riesenschritten der
Teufelskunst entgegen, die zum Verderben führt.

direkt zu Gott (in uns) haben, und zu keinen
fremden Götzen. Wenn wir alle wären wie die
Frömmlinge, die nur auf ihren eigenen Vorteil
(im Himmel) sehen, so würde kein Hungriger
gespeist, kein Nackter bekleidet, kein Kranker
gesund gemacht, kein Fremder beherbergt.
Sie wollen faulenzen und schmarotzen, und je
eher sie von der Welt kommen, um so nütz-
licher ist es für die Welt."

„Dann kommen die Wundergläubigen und
Traumdeuter, Kartenschläger und diejenigen,
welche hölzerne Heilige, Bilder und Abzeichen
verehren. Sie machen sich selbst irgend eine
Vorstellung, in welche sie ihren Glauben setzen,
und sie meinen, sie sähen die Heiligen und
wunderbare Dinge. Was sie glauben, davon
schafft ihnen der Glaube ein Bild, sei es im
Schlafe oder im Wachen. So bewegt denn
auch dieser Glaube die Wünschelrute, löscht
die Kerzen aus, treibt den Schlüssel, die
Scheere und das Sieb um u. s. w.,*) und es ist
mit solchen Dingen wie mit den Träumen, die
einmal wahr und zehnmal erlogen sind; denn
es ist mit ihrem Glauben wie mit einem

---

*) Hierher gehört auch das „Tischrücken" und der-
gleichen spiritistische Phänomene, die im Kapitel über
„Hexerei" näher besprochen werden.

Alchemisten, der nichts versteht. Gerät es ihm
einmal durch Zufall, so misslingt es ihm zwanzig-
mal. So ist es auch mit dem Glauben. So
du ein Ding nicht kennst, so kennt es auch
dein Glaube nicht. Obwohl der Geist alles
weiss, ist doch nicht alles dem Leib offenbar.
Der Glaube ist nur dann vollkommen, wenn er
von der Erkenntnis durchdrungen ist."

6. Von der Einbildung (Imaginatio).

Unter „Einbildung" versteht Paracelsus die
Gestaltung eines Bildes im Gemüte. Dasjenige,
was der Geist sich vorstellt, bildet sich im
Gemüte ein und kann durch die Kraft des
Glaubens zu einem „eingefleischten Gedanken",
„fixen Idee", d. h. zu einem individuellen Wesen
im Menschen werden, das schliesslich das ganze
Wesen des Menschen beherrscht. Dass Gedanken substantielle Dinge sind, wird jeder
vernünftige Mensch schon deshalb einsehen,
weil es keine Bewegung ohne etwas, das sich
dabei bewegt, geben kann.*) Auch wäre ohne
diese Substanz keine Übertragung des Ge-
dankens auf einen andern Menschen und keine

---

*) Den Unvernünftigen ist dieser Beweis durch die
Photographie von Gedankenbildern erbracht.

Beeinflussung ohne mechanische Mittel möglich.*) Thatsächlich ist es mit dem Wachstume
einer Einbildung, wie mit andern natürlichen
Dingen. Der Geist fasst eine Idee; aus dieser
entspringt der Keim zu einem Gedanken, dieser
wächst zur Vorstellung, diese erhält Leben
durch den Willen und drückt sich schliesslich
aus durch die That.

„Ein Maler, der ein Bild malen will, muss
eine irdische Wand haben, ein Steinmetz, der
bauen will, muss einen irdischen Boden haben."
Damit ist soviel gesagt, als dass der Wille ohne
eine substantielle Grundlage kein Bild (in der
Vorstellung) schaffen könnte. „Die Imagination
ist der Werkmeister in sich selbst und hat die
Kunst und das Werkzeug, alles zu machen,
wenn es auch der sichtbare Leib nicht kann.
So scharf und sinnreich ist diese Kunst, dass
sie eine Fliege, die sie an der Wand sieht, auf
den Boden, den sie hat, abmalen kann, so
scharf als sie die Augen sehen.**) Von allem,
was die Sinne wahrnehmen, empfängt der unsichtbare Leib einen Eindruck, und hat dann
diese Dinge alle unsichtbar in sich. Der un-

---

*) Wie wir diese „Gedankensubstanz" nennen, thut
nichts zur Sache.

**) „De Morbis Invisibilib." p. 272.

sichtbare Leib kann (in seiner Einbildung) essen
und trinken, sprechen, gehen, fliegen, Häuser
bauen u. s. w. ohne den sichtbaren Leib; aber
der sichtbare kann nichts ohne den unsichtbaren, und gleichwie man an dem sichtbaren
Körper ein Glied abnehmen kann, so kann man
auch die Auswüchse der Einbildung (durch die
Kraft der Vernunft) entfernen."

„Die Kraft der Einbildung (sei es bewusst
oder unbewusst) ist besonders wirksam während
der Schwangerschaft, und die Natur des Kindes
ist zum grossen Teile abhängig von den Eindrücken, welche die Mutter während dieser
Periode empfängt. Derjenige, welcher es auf-
gebracht hat, dass, wenn die Mütter sich
einen grossen gelehrten Mann oder Künstler
einbilden, die Kinder dann solche werden
müssten, muss von einem grossen Narren besessen gewesen sein; wohl aber kann die Im-
pression, wenn die Frau z. B. einen Künstler
hört, der geistigen Richtung des Kindes einen
Anstoss geben, der später im Leben zu einer ähnlichen Ausbildung des Talentes des Kindes führt."

Die Imagination wirkt aber nicht nur auf
den eigenen Körper ein, sondern sie kann auch
auf andere übertragen werden. „Gleichwie
wenn einer durch seine Augen einen andern,

der vor ihm steht, ansieht, und der andere
flieht davon; oder einer heisst den andern
etwas thun, und der andere thut's; so zwingt
auch die Imagination des einen den andern.[1])
Diese Dinge thut der olympische Geist, der
von allen Werken des Leibes den Schatten
zeichnet. Auch entstehen aus dieser Kraft
allerlei „Geister", Incubi, Succubi, Nacht-
gespenster und viele andere Dinge, deren Beschreibung in ein anderes Kapitel gehört."

Die vom Geiste des Glaubens durchdrungene
Einbildung (Vorstellung) ist eine Kraft, welche
erstaunliche Wirkungen hervorbringen kann.
Sie spielt besonders bei der Zeugung eine
hervorragende Rolle, und es lässt sich durch
sie auch das Geschlecht des Kindes im voraus
bestimmen. Was Paracelsus den „Samen"
nennt, ist nicht materieller Natur, sondern eine
geistige, oder vielmehr „halbmaterielle" Ausstrahlung beider Geschlechter, ein „Geist", dem
der materielle Same als Träger dient, wie ja
z. B. im Erdboden auch kein Baum enthalten
ist, aber der darin gesäete Same die Elemente
enthält, welche dasjenige anziehen, woraus ein
Baum sich bilden kann. Somit unterscheidet

---

[1]) Diese Wirkung der Imagination ist heutzutage unter
dem Namen „Suggestion" bekannt.

Paracelsus zweierlei Samen, den männlichen
und den weiblichen, aus deren Vereinigung
Kinder geboren werden; und wenn in dem
Samen des Mannes bei der Zeugung die Einbildung, die ihm das weibliche Wesen vorstellt,
vorherrscht, so wird das Kind weiblich; herrscht
aber die Einbildung des Weibes vor, in welcher
das männliche Ideal wohnt, so wird das Kind
männlichen Geschlechts.*)

„Der Samen**) des Menschen entsteht aus
seiner Phantasie. Ein samentragender Mensch
(ein Verliebter) gebraucht keine Vernunft und
lebt auch in keiner Vernunft, sondern allein in
seinen Lüsten und Phantasien. Ursprünglich
hat Gott den Menschen nur in das Licht der
Natur gesetzt, frei und ledig zu sein (von dem
Zwange der Natur, welcher die Tiere beherrscht); aber zur Wahrung der Geschlechter
hat er ihnen den freien Willen gegeben, zu
zeugen, und den Samen in ihre Phantasie gesetzt, gründlich, materialisch und mit allem
seinem Wesen. Will der Mann, so macht ihm
seine Vorstellung eine Begierde, und die

---

*) Dieses Gesetz ist den Viehzüchtern in England und
Amerika längst bekannt, und wird von denselben bei der
Viehzucht praktisch angewandt.

**) K a m a.

12*

Begierde den Samen. Aber er hat ihm zugleich die Vernunft gegeben, durch welche er seine Begierde beherrschen kann. So hat auch die Frau es in ihrer Macht, sich begierlich zu machen oder nicht. Also ist die Gebärung des Samens, den kein Mensch sieht oder sehen kann, und es liegt im Willen des Menschen, denselben durch seine Phantasie zu erzeugen.*)

„In der Phantasie des Mannes ist die Frau, und in der Frau der Mann der Gegenstand der Spekulation. So entzündet sich denn der Liquor Vitae von der Spekulation und wird zu einem Samen eines andern Menschen, in welchem dann alle Natur, Eigenschaft, Wesen und Art der Organe und Glieder, Hände und Füsse, Herz und Hirn u. s. w. unsichtbar enthalten sind; denn der Liquor Vitae liegt in allen Teilen des Vaters und der Mutter, und der (geistige) Same wird aus allen Teilen, aus dem ganzen Menschen geboren. Dass aber das sichtbare Sperma, das aus den Vasis Spermaticis kommt, ohne diesen geistigen Samen einen Menschen erzeugen könne, das ist eine der grössten Lügen, welche die Ärzte je erfunden haben.**) Der geistige Same, von dem der

---

*) De Generatione Hominis p. 344.
**) Ibid. p. 345.

Mensch wächst, bleibt im Liquor Vitae und kommt nicht in das Sperma; aus dem letztern gestaltet sich in der Matrix nur der materielle Körper des Menschen, während der (sich inkarnierende) geistige (astralische) Mensch bereits vollständig im Samen enthalten ist. Dieser geistige Same kommt von allen Teilen des Vaters und der Mutter, und ist doch nur ein einziger Same, wenn diese beiden zusammenkommen. Die Matrix der Mutter aber zieht diesen geistigen Samen an, und dadurch entwickelt sich die materielle Form des künftigen Menschen.*) Da ist denn alles beisammen, was zu einem Menschen gehört, und es fehlt nur noch das Leben und die Seele."

„Wäre der ganze Samen in einem Menschen (im Manne oder im Weibe) enthalten, so wäre der Charakter des Kindes diesem Samen in allem gleich, wie z. B. der Same eines Nussbaumes nichts anderes als einen Nussbaum

---

*) Diese Auseinandersetzung giebt uns einen Einblick in den Vorgang bei der Reïnkarnation, und stimmt mit den Lehren der „Geheimlehre" überein, der zufolge sich erst der Astralkörper bildet, der den physischen Körper aufbaut und mit welchem er sich, je nach seinen Eigenschaften, zur neuen Fleischwerdung verbindet. Ohne diese Inkarnation findet auch keine Erzeugung eines Menschen statt.

giebt; aber die Vermischung der beiden Samen giebt Anlass zu unzähligen Verschiedenheiten, so dass kein Mensch ganz gleich dem andern ist, und derjenige Same, welcher von beiden der kräftigste ist, giebt dem andern sein Bild, d. h. die Natur bildet den Körper nach ihm. Auf diese Art übertragen sich auch erbliche Krankheiten."

„Aber was die Geburt eines Knäbleins oder Mägdleins betrifft, so ist die Sache folgendermassen: Die beiden Samen ziehen sich gegenseitig an, und der eine tingiert den andern und überwindet ihn. Diese Überwindung geschieht nicht aus der Kraft des Samens selbst, sondern aus der Kraft der Natur der beiden Eltern. Derjenige Samen, den die Matrix am ersten an sich bringt, der giebt dem Kinde das Geschlecht. Kommt ihr Same eher als der seine, so wirds ein Mägdlein. Kommt der seine eher, so wird ein Knäblein daraus.*) Wenn aber die Matrix diesen (geistigen) Samen

---

*) Wie wir hieraus ersehen, ist die Geschlechtsbestimmung abhängig von der Kraft der Anziehung, welche in dem einen oder dem andern vorherrscht, und diese entspringt aus dem (unbewussten) Willen und der Vorstellung. Die aus der körperlichen Ernährung gewonnene Kraft spielt dabei nur eine untergeordnete Rolle.

nicht anzieht, so findet keine Schwangerschaft
statt."*)

„Ist die (geistige) Vereinigung und Em-
pfängnis geschehen, dann tritt die materielle
Natur in ihre Rechte und es entwickelt sich
der materielle Körper des Menschen, und
schliesslich wird ihm durch die Gnade Gottes
gegeben der Geist, die Seele, Vernunft und
Verstand und alles was zur Seele gehört. So
wird der (geistige) Same in Fleisch und Blut
verwandelt, und die Seele nimmt Besitz davon
und bleibt nicht im Mutterschoss, sondern eilt
heraus, wenn die Zeit dazu gekommen ist."

„Wenn dem Kinde die Seele gegeben wird,
so wird ihm damit auch alles gegeben, was zu
einem vollkommenen Menschen gehört; die
Kraft zum Sehen, zum Hören, Empfinden u. s. w.
sowie die geistigen Eigenschaften; ist aber der
Körper nicht vollkommen, so können diese
Eigenschaften und Kräfte nicht zum richtigen
Ausdruck und Offenbarung gelangen. Ein

---

*) Die Geburt von Zwillingen wird durch eine solche
wiederholte Anziehung erklärt, und die Geburt von Kindern
mit fehlenden Gliedern, oder von Monstrositäten, gewissen
Mängeln, die diesen geistigen Samen anhaften, zugeschrieben.
Eine weitläufige Behandlung dieses Gegenstandes würde
über den Rahmen dieses Werkes hinausgehen.

Mensch, in welchem der Liquor Vitae verdorben ist, kann keinen guten Samen geben, und wenn die Werkzeuge des Organismus unvollkommen sind, so kann auch der Geist nicht vollkommen darin wirken. Keinem Menschen ist Vernunft und Weisheit entzogen, und wenn er Mangel daran zu haben scheint, so liegt die Ursache in der Unvollkommenheit von deren Werkzeugen. Was aber das lächerliche Geschreibsel derjenigen Astronomen (Mediziner) betrifft, welche behaupten, dass das Gestirn (die Natur) den Menschen mache, so lassen wir dies als eine Fabel gelten, und als einen zur Kurzweil beliebten Schwank. Der Narren sind viele und oft schwer zu erkennen."

Der Mensch ist sowohl in das Ewige, als auch in das Vergängliche gestellt. Das Leibliche ist der Aufenthaltsort des Ewigen, das Ewige ist bei diesem zu Gast, und dazu kommt noch die Gnade von Gott, das Leben, als wie wenn ein Herr jemanden, dem er nichts schuldig ist, ein Haus giebt, damit er darin wohnen kann. Das Haus, welches der Mensch bewohnt, wird von der Natur aufgebaut und ist ihr unterworfen; aber der Mensch selbst ist als Geschöpf vollkommen und das Gestirn hat ihm nichts zu geben und kann ihm nichts anhaben. Hitze und Kälte betreffen nur den äusserlichen Menschen, und ohne seinen Willen geht in den innerlichen Menschen nichts Böses ein. Der ewige Mensch wohnt in sich selbst, und erblickt in seiner Persönlichkeit mit allen ihren Eigenschaften nur ein Spiel der Naturkräfte; er ist über alle Sterne und Planeten erhaben.*) Die irdischen Geister bewegen sich in seiner vergänglichen Erscheinung, und geben dieser ihre guten und bösen Eigenschaften; aber der ewige Geist Gottes im Menschen wohnt in sich selbst. Deshalb liegt die höchste geistige Kraft des Menschen darin, dass er in sich selbst das Ewige und den Geist Gottes erkennt und demselben gemäss lebt. Dann kann er durch den Geist des Ewigen sein Wollen und Denken beherrschen, und damit auch Herr über seine Natur und deren Eigenschaften sein.**)

7. Von der „Mumia".

Unter der „Mumia" des Paracelsus ist das ätherische Vehikel der Lebenskraft eines Dinges, oder dasjenige, was man heutzutage als „Magnetismus" bezeichnet, zu verstehen.

---

*) Vergl. Bhagavad Gita Kap. XIII.
**) „De Statu Humano" p. 366.

Jedes Ding hat seine unsichtbare Mumia, und selbst, wenn die Seele den Körper verlassen hat, bleibt noch dessen immaterielle Mumia (Linga Sharira) zurück, welcher gewisse okkulte Eigenschaften anhängen.

„Mumia ist der Mensch selbst, und der Balsam, die heilende Kraft der Natur. Der sichtbare Leib, so er eine Mumia ist, hat noch bei sich den unsichtbaren Leib, weshalb er noch wunderbarliche Dinge zu wirken vermag, gleichsam als wenn er noch lebte."*)

„Die Mumia ist gleichsam ein Magnet, und so wie der gewöhnliche Magnet das Eisen anzieht, so ist auch der Mensch ein Magnet und zieht Menschen an. Wenn sich z. B. der Glaube

---

*) „De Morbis Invisibilib." p. 292. — In nenerer Zeit scheint die solange von der „Wissenschaft" verachtete Mumia wieder zum Ansehen zu gelangen; denn es werden immer mehr tierische Präparate, „Heilserum", „Tuberkulin", Hammelsschilddrüsen und allerlei Inokulationsmethoden zum angeblichen Schutze gegen ansteckende Krankheiten und zur „Durchseuchung" des menschlichen Körpers in der Medizin eingeführt. Unter afrikanischen Stämmen ist das Verzehren eines Stückes der rohen Leber des wutkranken Hundes als ein unfehlbares Mittel gegen den Ausbruch der Wutkrankheit bei dem gebissenen Menschen bekannt; gewisse „Steine" machen den Schlangenbiss unschädlich, indem sie das Gift aus der Wunde an sich ziehen u. s. w. Es stehen uns auf diesem Felde viele neue Entdeckungen altbekannter aber vergessener Thatsachen bevor.

verbreitet, dass an einem Orte ein Wunder
geschehen sei, so laufen die Menschen hinzu,
und es bestärkt einer den andern in seinem
Aberglauben, und hierdurch wird ein unsichtbares Kräftecentrum (Magnet) geschaffen. Da
geschehen dann wirkliche Heilungen durch die
Kraft des (missbrauchten) Glaubens und der
Imagination, und die Leute schreiben dies der
Bemühung irgend eines Heiligen zu,*) ohne zu
beachten, wie hoch die Werke der Heiligen
(Adepten) über solchen Werken sind; denn
keinem Heiligen wird nachgelaufen, sie kommen
zu dir, wenn es Gott so will. Du brauchst nichts
zu versprechen, schenken oder geben. Christus
wurde auch nicht für seine Werke bezahlt."

„So haben die Christen die Götter der
Heiden übernommen und ihnen neue Namen
gegeben, und da die Menschen nicht verstanden,
dass diese Dinge natürlich sind, so hat sie der
Satan für Werke der Heiligen ausgegeben und
Priester dazu gesetzt, und warum er dies gethan,
das sieht man an ihren Stiften und Klöstern.
Die Bauern sind leicht zu überreden."

---

*) In St. G... geschahen viele wunderbare Heilungen
durch die Verehrung eines Knochens des heiligen Fran-
ciscus Xaverius, bis dass es sich zweifellos herausstellte,
dass die betreffende Reliquie ein Kalbsknochen war.

„Die Heiligen im Himmel haben nichts mit diesen Dingen zu thun; wohl aber sind in allen Dingen, in Pflanzen, Kräutern und Steinen, Tier- und Menschenkörpern verborgene magnetische Kräfte enthalten; denn Gott hat die natürlichen Werke wunderbar beschaffen; darum sollen wir an seine Weisheit für und für denken, wie sie so gar nicht zu ergründen ist, und dass wir in uns selbst so viele natürliche Kräfte haben, als Himmel und Erde vermögen. Wenn ein Magnet, der doch ein totes Ding zu sein scheint, Eisen anziehen kann, so kann auch ein toter Körper auf den lebenden Menschen einen Einfluss ausüben.*) Der Körper selbst kann das nicht, wohl aber die Kräfte, die von ihm ausgehen. So wie die Sonne an ihrem Orte bleibt und doch auf der Erde durch ein Glas scheinen kann, so kann auch der Leib still

---

*) Auf diesem noch wenig bekannten Naturgesetze beruhen viele magnetische und Sympathiekuren, die Transplantation von Krankheiten u. dergl. Aus der magnetischen Verbindung, die zwischen dem lebenden Körper und einem von ihm getrennten Gliede, oder einer Absonderung besteht, erklärt es sich z. B., dass, wenn ein von einer Wunde abgenommener, mit Blut oder Eiter befleckter Verband sogleich ins Feuer geworfen wird, dadurch leicht Entzündungen der Wunde entstehen. Die Metaphysik weiss viel von dergleichen erstaunlichen Fernwirkungen zu erzählen, deren Betrachtung uns aber zu weit führen würde.

liegen und dennoch seine Kräfte in die Weite
senden, gleich dem Geruche von Moschus,
dessen Körper sich dabei auch nicht bewegt."

„Aus diesem Grunde sind viele Experimente
mit der Mumia erfunden worden. Es sind
grosse Geheimnisse darin, die aber besser ver-
schwiegen bleiben, wegen des Missbrauches der
damit getrieben werden kann. Die Unwissenden
glauben, dass dies Zauberei, Hexerei, Aberglauben u. s. w. sei, aber jedes Werk, das uns
zum Heile dient, kommt aus Gott; denn er ist
es, der unserm Leib das Leben giebt. Alle
natürlichen Kräfte kommen aus der Natur, die
Gott geschaffen hat, und wir irdische Menschen
besitzen in uns selbst alle die Kräfte der Natur.
Werden wir aber (im Geiste) wiedergeboren,
so bewegen wir uns auch mit den himmlischen
(magischen) Kräften. Wer aber dies nicht begreifen kann, der erforsche die heilige Schrift,
damit er lerne jedes Ding in seinem Grunde
zu erkennen. Um das richtige Wissen zu erlangen, sollten alle Dinge in Gott, ihrem ersten
Ursprunge, aus dem sie fliessen, gesucht werden, und wenn gleich etwas Gutes durch den
Teufel geschähe, so käme es doch aus Gott,
der es zulässt. Wenn wir jemandens Not lin-
dern können, so sollen wir es thun ohne Furcht,

und die Mittel anwenden, die uns am nächsten liegen, ob es auch Geister oder Teufel seien; aber wir sollen nicht uns selbst, sondern Gott die Ehre dafür geben."

Aber etwas ganz anderes ist es, wenn man den Dämonen befiehlt, als wenn man ihnen gehorcht, oder einen Bund mit ihnen schliesst, oder sie durch Ceremonien anzieht und verehrt.

„Wenn der Teufel jemanden dahin bringt, dass er ein Bündnis mit ihm macht, so macht sich der Mensch zum Knechte, da er doch ein Herr geblieben sein könnte; denn es gebührt einem Gläubigen, dass ihm der Teufel (die Elementarwesen und Dämonen) gehorche.*) Es ist nicht gegen Gottes Gebot, jemandem zu helfen; aber Abgötterei zu treiben ist gegen sein Gebot. So sollen wir denn die Erde durchwandern, und vieles erfahren, das was gut ist behalten, und das Böse lassen, und wer

---

*) Das Bündnis mit den Dämonen und Geistern findet dadurch statt, dass der Mensch diese Geister in sich selbst aufnimmt. Dadurch nimmt dieser Geist (der teuflische Wille) in ihm selbst Gestalt an und wird zu seinem eigenen Wesen, und da am Ende jedes Ding zu seinem Ursprung, aus dem es gekommen ist, zurückkehrt, so hat die Legende ganz recht, welche sagt, dass wer mit dem Teufel ein Bündnis schliesst, am Ende vom Teufel geholt wird. Vergl. Bhagavad Gita VIII, 6 und IX, 25.

weniger weiss als ein anderer, der soll von demjenigen lernen, welcher mehr Erfahrung besitzt.

8. Von den Worten, Ceremonien und Symbolen.

„Auch sollen wir die Worte, Zeichen und
Symbole nicht gering schätzen; denn es sind
in ihnen grosse Kräfte verborgen. Das Wesentliche dabei ist jedoch nicht das Symbol, sondern die Erkenntnis der darin dargestellten
geistigen Kraft. „Gras und Heu an sich hat
keinen Wert, wohl aber der Nutzen, den es
bringt. So nun etwas Gutes geschieht durch
die Charakteres, so lasset euch's eben sein
wie Gras und Heu," d. h. wir sollen nicht die
äusserlichen Zeichen und Bilder verehren, sondern dasjenige, was sie darstellen, in Betracht
ziehen. „Unsere Sprache und alles kommt aus
Gott, und deshalb sind in der Sprache, sowie
in allem göttliche Kräfte enthalten. So wir
aber von diesen Dingen nichts wissen, so wissen
wir auch nichts von Gott. Wo aber ist Aberglauben, Hoffahrt und Thorheit zu Hause, als
bei denen, die nichts wissen und nichts von
Gottes Weisheit ergründen."*)

---

*) Die indische Philosophie, welche in jeder Beziehung
viel „exakter" ist, als die moderne Wissenschaft, unter

„So wir nun lernen wollen, so ist unser erster Grund in Gott; denn er ist es, der uns lehrt und dasjenige zuschickt, dessen wir bedürfen, und wenn wir alles wohl betrachten, so finden wir, dass wir die Weisheit und Kunst nicht von uns selbst haben, sondern dass sie uns auf unsichtbare Weise durch den Geist mitgeteilt wird, und ohne diesen geistigen Einfluss könnten wir nichts ergründen, wie sehr wir auch unsere Phantasie anstrengen würden. In diesen Dingen sollte uns stets Maria ein Beispiel sein, als eine Seele, die voller Gnaden war."

„Gott will allein das Herz, und nicht die Ceremonie, und er will auch, dass wir das, was unser Herz von ihm erlangt, im Herzen wieder austeilen sollen.*) Wenn wir es mit Ceremonien beflecken, so treten wir in die Hoffart ein."

„Auch können uns die Ceremonien nichts nützen, wenn es uns nicht selbst von Herzen geht. Ohne die innerliche geistige Kraft (Mumia)

---

scheidet im Worte oder der Sprache (Vach) vier Formen oder Zustände, welche mit den vier Daseinsstufen im Weltall korrespondieren, nämlich: Para-Vach, das in Gott ruhende Wort, Pasyanti-Vach, das geoffenbarte Wort (Logos), Madhyama-Vach, das innerlich ausgesprochene und Voikhari-Vach, das äusserlich ausgesprochene Wort. Siehe Subba Row, „Vorträge", Lotusblüthen Bd. I.

*) Vergl. „Bhagavad Gita" IV, 31.

sind alle Ceremonien nur Mittel, die zum Aberglauben führen. Wir können zu Gottes Gnade nichts hinzufügen. Auch ist jeder Mensch für sich selbst der nächste bei Gott und hat volle Gewalt seine Angelegenheiten mit Gott abzumachen. Wenn er nun diese Macht aus den Händen giebt, und seine Pflicht einem andern überlässt, so fällt er in die Ceremonie und den Zweifel.*) Damit giebt er auch seinen Glauben aus der Hand und alle seine Kräfte. Dann sind die Ceremonien nur ein äusserlicher Schein. Gott sieht das Herz an und nicht die Ceremonie. Auch giebt er uns nichts anderes als das, was wir dadurch erlangen, dass wir ihn von ganzem Herzen, Gemüt und in allen unsern Kräften lieben, und er giebt es uns, damit wir dem Nächsten helfen. Der Teufel (die Selbstsucht) aber macht die Leute glauben, dass, wer etwas von Gott erlangen wolle, der müsse Gottes vergessen und die Ceremonien gebrauchen."**)

„Gott (in uns) ist der Herr der Geister, der den Geistern befiehlt, und die Geister, die ihm gehorchen, sind seine Knechte, die ihm

---

*) Vergl. „Bhagavad·Gita" III, 35.
**) Ibid. XVIII, 66.

gehorchen und nichts thun, als was Gott befiehlt.
So wir deshalb etwas von Gott wollen, so
sollen wir uns an ihn wenden und nicht an die
Knechte, denn darin liegt die Abgötterei.
Wenn wir die Knechte an die Stelle Gottes
setzen, so geht es zu wie in einem Haushalt,
wo der Herr nicht zuhause ist. Die Knechte
spielen dann die Herren, und es tanzt das
ganze Hofgesinde nach Belieben. Nun ist aber
jedem von uns der Glaube und die Macht
gegeben, alle Dinge in Gott selbst zu suchen,
und er bedarf keiner fremden Geister hierzu.
Was er dann den Geistern zu thun befiehlt,
das steht bei seinem göttlichen Willen und nicht
bei den Geistern, seien es Engel oder Teufel."

„Wenn wir aber Gottes vergessen und uns
an die Geister wenden, so ziehen wir dadurch
die Geister der Lüge an; denn wo diese die
Leichtfertigkeit eines Menschen sehen, so ist
er deren Gesellschaft gewiss. Unter dem An-
scheine eines Befehles kommen sie und geben
sich ein grosses Ansehen, mit Scharfsinn und
hohen Gedanken, scheinen in vielen Künsten
erfahren und machen viel Geschwätz. Damit
betrügen sie diejenigen, die in Sünden liegen
und dabei Apostel sein wollen, die ihren eigenen
Geist an Stelle des heiligen Geistes setzen, und

dasjenige zu zerbrechen begehren, was nicht zerbrochen werden darf. Deshalb sollen wir uns fest an die Herrlichkeit Gottes halten, von derselben keineswegs weichen, und uns dabei bewahren."*)

9. Von den „Geistern".

Da das Wort „Geist" vielerlei Dinge bedeuten kann, vom „Weingeist" angefangen bis

---

*) Wie wir sehen, redet Paracelsus keineswegs den Praktiken der Spiritisten das Wort, noch leugnet er das Dasein der Elementarwesen und Dämonen. Wohl aber erkennt er die Natur derjenigen Wesen, welche sich für die „Geister" von verstorbenen Personen ausgeben, und besonders gerne unter den Namen historisch bekannter Persönlichkeiten paradieren, deren ganzes Wissen aber in der Regel nur dem Geiste der Anwesenden entspringt, wenngleich jeder gläubige Spiritist diese Behauptung mit Entrüstung abweisen wird, weil er die geistige Konstitution des Menschen und die Gesetze, welche die Gedankenwelt regieren, nicht kennt. Die Vernunft sollte uns aber lehren, dass es mit dem Umgang mit Geistern, die man nicht kennt, geradeso ist, als mit dem Umgang mit anderen unbekannten Dingen, von denen man nicht weiss, ob sie gut oder böse, nützlich oder schädlich sind. Auch liegt der Prüfstein für die Qualität der Geister nicht in deren scheinbarem Benehmen, noch in ihren eigenen Aussagen, sondern in der geistigen Erkenntnisfähigkeit des Menschen selbst, die er nur durch die Gotteserkenntnis erlangen kann, und die deshalb auch nicht jedermanns Sache ist. Wer die Geister kennen lernen will, muss vor allem selber Geist haben.

hinauf zum Geiste der Weisheit, so wäre es vielleicht wünschenswert, wenn wir das, was Paracelsus als „Geister" bezeichnet, mit dem Worte „Gedanken" bezeichnen könnten; aber ein Gedanke an sich selbst ist noch kein Geist und hat keine Kraft; er erlangt diese erst durch das Wollen, wenn dasselbe in Übereinstimmung mit dem Denken ist. In diesem Sinne ist Geist eine Dreiheit von Wille, Gedanke und Form; denn jeder Gedanke drückt sich, wenn er offenbar wird, durch eine bestimmte Form aus, und jede Form oder Erscheinung, von dem Menschen herab bis zum Sandkorn am Meeresufer, stellt einen Gedanken des Schöpfers dar. Auch der Mensch ist ein solcher Schöpfer, und seine Gedanken, durch seinen Willen belebt, nehmen in ihm selbst Gestalt und Form an; seine Leidenschaften sind seine Geister, die in ihm sich personificieren und zu seinen „Ichen" werden, die sein Bild an sich tragen, und andererseits ihm ihren Stempel aufprägen, indem sie schliesslich in seinem Äussern, seiner Haltung, Gang und Benehmen ihren Charakter offenbaren. Jeder Gedanke, durch den Willen belebt, ist ein geistiger Same, der in der Kraft der Imagination wächst und erstarkt und innerlich Gestalt annehmen, ja sogar äusserlich

offenbar werden kann.*) Jeder solche „Geist"
ist aber auch ein Centrum, von welchem Kräfte
ausstrahlen, welche dessen Wesen und Eigenschaften an sich haben, und es ist somit nichts
Wunderbares darin zu finden, wenn behauptet
wird, dass die Gegenwart eines schlechten
Menschen die geistige Atmosphäre verpestet,
und dass der Gedankenstrom vieler böser Menschen Epidemien erzeugen und die atmosphäri-
schen Zustände u. dergl. beeinflussen kann.
Das Mittel zur Veredlung des Einzelnen sowohl
als des ganzen Menschengeschlechts liegt daher
in der Veredlung von Gedanke, Wort (Wille)

---

*) Es giebt wohl nur wenig Menschen, denen es nicht
bekannt ist, dass man im Halbschlafe oft wie im Traume,
allerlei Gestalten vor sich sehen kann. Bald sind es menschliche Figuren, bald Tiere oder Scheusale, Blumen, Land-
schaften u. s. w. Dies sind die Bilder, die den Eindrücken
entspringen, welche die Seele vorher (sei es bewusst oder
unbewusst) empfangen hat, und die in unserer eigenen Aura
existieren, weshalb sie auch objektiv sichtbar sind. Wie es
den erfahrenen Spiritisten bekannt ist, können sich diese
Bilder in Gegenwart eines dazu geeigneten Mediums auch
materialisieren, so dass sie körperlich sichtbar und greifbar
sind. Das ihnen innewohnende Scheinleben hat sein Dasein
durch die Übertragung des „Liquor Vitae" und der
„Mumia" des Mediums oder der Anwesenden, welche auf
diese Weise von den „Geistern" vampirisiert werden. Be-
schreibungen solcher Phänomene finden sich u. a. in den
Werken von Dr. Carl Du Prel.

und Werk (Form). Es kann sich im Menschen
sowohl Gott (das Gute) als der Teufel (das
Böse) personifizieren.*)

Die Kraft, wodurch die Geister im Menschen
Gestalt annehmen, ist die Imagination. Das,
was der Mensch glaubt und denkt, wird er
selbst; sein Wollen und Denken bestimmt sein
Wesen. So kann z. B. der Neid, wenn er gross
gezogen wird, im Menschen einen „Basilisken"
gebären, d. h. den Menschen zu einem Basilisken machen, dessen böser Wille durch den
Blick schaden und sogar töten kann.

„Der innere Mikrokosmus vergewaltigt den
Himmel (das Gemüt), ihm gehorsam zu sein.
Der Neid überwindet den Saturn. So es des
Menschen Art ist, dass er die Leute betrügen
will, so gewöhnt er Saturn (das materielle
Prinzip) dazu, dass er ihm hilft. So wird dann
der ganze Mensch zum Betrüger, der betrügt,
weil er seiner Natur (den leitenden Planeten in
ihm selbst) folgt."

Der göttliche Geist im Menschen (sein
wahres Ich) ist über alle diese Natureigen-
schaften erhaben, und ebenso der Mensch, der
in diesem Geiste zum Selbstbewusstsein ge-

---

*) „De Peste" p. 177 u. f.

kommen ist; aber in dem sterblichen Wesen des Menschen können je nach dem Einfluss der „Planeten" (in seinem Innern) verschiedene „Geister" (Schein-Iche), sowohl gute als böse, wachsen. So entsteht in ihm der Fromme, der Gelehrte, der Redner, der Dieb, der Betrüger u. s. w. Und der Mensch ist ein solcher Geist insofern, als er sich mit einem solchen identifiziert. Also werden die Corpora Spiritualia körperlich und leiblich; aber der zu wahrem Selbstbewusstsein (d. h. zur Gotteserkenntnis) gekommene Mensch steht über allen diesen Planeten."*)

Was nun die, bei den Spiritisten so beliebte Theorie des Verkehrs mit den „Geistern" verstorbener Menschen betrifft, so ist hier nicht der Raum, um dieselbe weitläufig auseinanderzusetzen, um so weniger, als zu einem Verständnisse seiner Erklärungen erst ein Verständnis des Wesens des Menschen und der Eigenschaften der Bestandteile, aus denen er psychisch zusammengesetzt ist, nötig ist. Es sei somit nur erwähnt, dass der Geist des Menschen nach dem Tode zu Gott zurückkehrt und einstweilen nichts mehr mit weltlichen

---

*) „De Peste" p. 175.

Dingen zu schaffen hat, und dass die „Geister",
welche sich dann noch um irdische Dinge
kümmern, keine Geister, sondern nur Schatten
sind. Diese Schatten aber sind die Bilder der
falschen „Iche", von denen oben die Rede war.
Gerade so, wie es nur einen Gott des Weltalls
giebt, aber aus seinem schöpferischen Willen
unzählige Geschöpfe hervorgehen, so hat auch
der Mensch nur ein einziges wahres Selbst, das
aus Gott kommt und zu Gott zurückkehrt; aber
aus seinem Wollen und Denken gehen vielerlei
Schattenbilder hervor, deren jedes eine vorüber-
gehende und scheinbare Individualität besitzt,
die unter gewissen Umständen sich objektiv
darstellen kann. Solche Erscheinungen und
astrale Überbleibsel verstorbener Menschen sind
es, die vielfach für die Seelen der Verstorbenen
gehalten werden. Sie sind allerdings in einem
gewissen Sinne „Geister", d. h. Produkte von
Wille und Vorstellung, haben aber nur selten
mit der geistigen Individualität des Menschen,
den sie darstellen, zu thun, wenn sie sich auch
selbst dafür ausgeben. Auch sind sie keines
eigenen Denkens fähig, und ihr Scheinleben ist
nur eine Abspiegelung des Lebens, Denkens
und Empfindens anderer.

Alles dies kann nur durch ein tieferes Studium der Natur, welches viele leichtgläubige Geisterklopfer und Tischrücker scheuen, begriffen werden; wo aber hundert Argumente bei demjenigen, der in eine Theorie verliebt ist, und deshalb nicht eines Besseren belehrt sein will, nichts ausrichten, da wird sofort alles von selbst demjenigen klar, welcher durch die Kraft der Vernunft zwischen dem ewigen Geiste und seinen vorübergehenden Schöpfungen, den „Geistern", zu unterscheiden imstande ist.

V.

Von den Arkanen.

Wenn das Wort „Arcanum" ein Geheimmittel bedeutet, so ist damit nicht ein geheimgehaltenes Mittel, d. h. ein Mittel, dessen Zubereitung man jedermann mitteilen könnte, wenn man es wollte, gemeint, sondern das Geheimnis liegt darin, dass dabei nicht von äusserlichen Dingen die Rede ist, sondern von geistigen und göttlichen (magischen) Kräften, welche im Menschen selbst ihren Wohnsitz haben, und welche nur derjenige kennt, der sie besitzt, d. h. derjenige, in dem sie infolge

seiner seelischen Entwicklung erwacht und zu
seinem Bewusstsein getreten sind. So ist z. B.
die göttliche Liebe eine Kraft, die trotz aller
wissenschaftlichen Auseinandersetzungen stets
für jeden, der sie nicht in sich selbst empfindet,
ein „Arkanum" oder Geheimnis bleiben wird.

Abgesehen davon, dass es im Menschen
geheime Kräfte giebt, von deren Dasein die
alltägliche Wissenschaft nichts weiss, und für
welche sie daher auch keine Namen hat, sind
dem Okkultisten unter diesen auch manche
Kräfte bekannt, von denen es besser ist, dass
der grosse Haufe nichts von ihrem Dasein
erfährt, weil dieselben nicht nur zum Guten gebraucht, sondern auch zum Bösen missbraucht
werden können, und ein Missbrauch derselben
zum grössten Nachteile aller mit Sicherheit zu
erwarten wäre, solange geistige Blindheit und
thörichte Leidenschaft die Welt beherrschen,
und den Menschen zum grausamsten und hab-
gierigsten aller Raubtiere machen. Aus diesem
Grunde wurden auch die wichtigeren Geheimnisse von den alten Indiern und Ägyptern nur
den Eingeweihten gelehrt und von den Alchemisten und Rosenkreuzern des Mittelalters
auf eine symbolische Weise beschrieben, welche
für jeden, der nach der Wahrheit in äusser-

lichen Dingen sucht, unverständlich ist; wohl aber von jenen, in denen das innere Leben zum Bewusstsein gekommen ist, ohne Mühe begriffen wird. Auch wir glauben im Folgenden nichts Besseres thun zu können, als einige der Lehren des Paracelsus in Bezug auf die Arkana möglichst in seiner eigenen Sprachweise wiederzugeben. Er sagt:

„In der Natur sind grosse geheime Kräfte enthalten, und wenn sie von den Hindernissen befreit werden, die ihrer Entwicklung im Wege stehen, so ist es, als ob ein gefangener Mensch seiner Bande entledigt wird und sein Gemüt frei ist; denn das Mysterium der Natur in den Körpern ist wie ein Feuer im Holz, das nicht brennen kann, solange das Holz nass ist. Wollen wir aber diese Geheimnisse kennen lernen, so müssen wir vor allem dasjenige bedenken, was dem Menschen am nützlichsten und edelsten allein zu wissen nötig ist, nämlich das grosse Geheimnis, was Gott ist, was der Mensch ist, und wie sich Gott und Mensch zu einander verhalten, das Himmlische in der Ewigkeit und das Irdische in der Vergänglichkeit, da nur durch Gott das ewige Gute erkannt werden kann; denn obwohl viel Wunderbares in der Arznei ist, so ist doch noch nach diesem

Leben ein viel grösseres Geheimnis, das ewig
ist, und wovon wir uns keinen Begriff machen
können, es sei denn, dass es uns durch ihn
offenbar geworden. Aus dieser Nichterkenntnis
entspringt die grobe Unwissenheit der Theologen, welche dasjenige auslegen wollen, was
sie nicht verstehen, nicht wissen, wie es derjenige gemeint hat, der es gegeben hat, und
den Grund der Wahrheit nicht kennen, der mit
der höchsten Liebe die Menschen erfüllt. Deshalb wollen wir auch allein mit den Unsrigen
reden, die uns verstehen werden und nicht für
die Gemeinen; denn wir wollen unsern Sinn
und Gedanken, Herz und Gemüt den Thoren
nicht zeigen, und umgeben uns mit einer
guten Mauer, die mit einem Schlüssel verschlossen ist."*)

Was aber gehört dazu, um die geheimen
Lehren der okkulten Wissenschaft und die
Arcana des Paracelsus zu verstehen? Die Ant-
wort hierauf ist: „Ein im Geiste Gottes wieder-
geborener Mensch." Nur derjenige, der in den
Himmel eingegangen ist, kann die himmlischen
Kräfte kennen, und in den Himmel kann be-
kanntlich niemand eingehen, es sei denn, er

---

*) „Archidoxes." Liber I.

wäre wiedergeboren durch den in ihm zur Offenbarung gewordenen heiligen Geist.*)

„Der äusserliche materielle Mensch hat seine ihm eigenen Sinne, Gesicht, Gehör, Empfindung u. s. w.; aber das Gesicht ist nicht aus dem Samen geboren, aus welchem das Auge wächst, noch das Gehör aus den Ohren, der Geschmack aus der Zunge oder die Vernunft aus dem Gehirn; sondern die Organe des Sehens, Hörens, Denkens u. s. w. sind nur die Behälter, in welchen die Kräfte zum Sehen, Hören u. s. w. geboren werden. Auch ist dies nicht so zu verstehen, als ob diese Kräfte von aussen aus Gottes Gnade in diese Organe eingegossen würden; sondern sie sind im Körper in ihrem eigenen unbegreifbaren und unempfindbaren Wesen. Der äussere Mensch hat seinen materiellen Körper, der innere geistige Mensch seinen geistigen Körper, und wenn ein Mensch z. B. blind ist, so ist dies nicht, weil in ihm keine geistige Sehkraft wäre, sondern weil sein Sehorgan zur Ausübung seines Sehens untauglich ist. Also werden auch die Magnalia Dei (die göttlichen Werke) erkannt. Der geistig

---

*) Welchen Wert können da die Urteile derjeninge haben, welche geistig tot sind, und von den religiösen Dingen, welche sie kritisieren, nicht das Geringste verstehen?

erwachte Mensch erkennt das Geistige; der äussere Mensch sieht nur die äussere Form. Desgleichen entspringt die Kraft zum Gehen und Handeln nicht den Beinen und Armen, sondern sie kommt aus dem Willen, und wirkt durch die Anima vegetativa, welche den Leib bewegt, und im ganzen Körper ausgeteilt ist. Die Seele zieht Kräfte an und strahlt Kräfte aus, der Körper ist der Acker, welcher die Samen aufnimmt, und in welchem sie wachsen. Die Organe des physischen Körpers nehmen nichts wahr und empfinden nichts, so lange die Kräfte der Wahrnehmung und Empfindung nicht in ihnen in Thätigkeit treten, und dasselbe ist mit dem innerlichen Organismus des Astralkörpers der Fall, dessen Organe auch erst dann eine geistige Wahrnehmung erlangen, wenn die hierzu erforderlichen Kräfte darin zum Leben und Bewusstsein gekommen sind.

Und wie der Mensch seinen ätherischen oder Astralkörper hat, so hat auch jedes Ding seine darin verborgene „Quinta Essentia" oder das darin wirksame Prinzip.

Die Quint-Essenz.

„Die Quinta Essentia ist eine Materie, die aus allem, was Leben hat, ausgezogen werden kann, frei von aller Unreinigkeit und gesondert von allen Elementen. Sie ist allein die Natur, Kraft, Tugend und Arznei, die in dem Dinge enthalten ist. Sie ist ein Geist, gleich dem Spiritus Vitae, und der Lebensgeist des Dinges selbst, oder dessen Wesenheit.*) Solange die Melissa ihren Lebensgeist in sich hat, so ist dieser ihre Tugend, Kraft und Arznei. Wird sie abgeschnitten, so behält sie noch eine zeitlang ihre Kraft und die Quintessenz kann daraus gezogen werden. Den gedörrten Kräutern aber geht das Leben ab. In ihnen ist keine lebendige Quintessenz mehr, obgleich sich darin noch einige Kräfte erhalten. Die Metalle aber sterben nicht ab, und geben daher eine vollkommene Quintessenz. Es giebt verschiedene Arten, diese Quintessenz zu bereiten, und ihre Wirkungen sind wunderbar. So heilt z. B. die Quinta Essentia Juniperi den Aussatz und die des Goldes nimmt ihn völlig hinweg."**)

---

*) So könnte z. B. das Strychnin als die Quintessenz der Nux vomica, Chinin als die Quintessenz der Chinarinde betrachtet werden, u. dgl. m.

**) Die Wirkung des Goldchlorids bei gewissen syphilitischen Erkrankungen wird auch von der modernen Medizin anerkannt. Von der Quinta Essentia Melissae behauptet Paracelsus, dass sie Nägel und Zähne ausfallen

Die Quintessenz der Dinge ist somit körperlich und sichtbar, aber dies ist nicht mit den
Arkanen der Fall, welche geistiger Natur und
unsichtbar sind. „Das Arcanum ist im Ver-
gleich zu unsern Körpern unkörperlich, untödlich, eines ewigen Lebens, über alle Natur
zu verstehen und unmenschlich (göttlich) zu
erkennen. Ein Arcanum ist die Tugend eines
Dinges mit tausendfacher Besserung. Das
Arcanum Hominis ist all sein Verdienst und
Tugend, die er im Ewigen behält."*)

Die vier grossen Arcana sind:

1. Prima Materia, d. h. das Wesen aller
   Dinge.
2. Lapis Philosophorum, der „Stein der
   Weisen".
3. Mercurius Vitae, das Elixir des Lebens.
4. Tinctura Physicorum, die Universalmedizin.**)

---

mache, und alles wieder neu zum Vorschein bringe. Eine
Besprechung der Vorschriften zur Herstellung dieser Essenzen
würde den Rahmen dieses Werkes überschreiten.

*) D. h. seine unsterbliche Seele oder geistige Indivi-
dualität, während seine sterbliche Persönlichkeit nur die
Maske ist, die er im Erdenleben angenommen hat.

**) Es ist ganz besonders darauf zu achten, dass diese
Arkane geistiger und unsichtbarer Natur sind, und nicht
äusserlich sichtbare Substanzen oder Apothekerwaren, wie

1. Prima Materia.

Die Prima Materia ist das Wesen, der Same oder die Seele aller Dinge. Sie ist die ewige Natur Gottes, die in allen Dingen der unsterbliche Same ist;*) die Idee, welche nach Plato dem Dasein jedes Dinges zu Grunde liegt, der Gedanke oder die Individualität, welche, wenn die Form, in welcher sie offenbar ist, zerstört wird, immer wieder in neuen Formen in die Erscheinung tritt. Ohne die ihr zu Grunde liegende individuelle Wesenheit hätte keine Form Leben und Bestand; denn sie allein ist es, wodurch die Form oder Erscheinung ins Dasein tritt, aufgebaut und erhalten wird.

„Ein Baum, der ein gewisses Alter erreicht hat, fault und verdirbt, nicht aus Mangel an Nahrung, sondern aus Mangel der ihm eigenen Lebenskraft. Ein solcher Baum kann durch seine Prima Materia wieder erneuert werden.

---

es viele unverständige Leute sich einbilden. So hat z. B. der Mercurius Vitae gar nichts mit dem Quecksilber zu schaffen, und der „Stein der Weisen" ist der zur Erkenntnis gekommene Mensch.

*) „Wisse, dass Ich in allen Dingen der unsterbliche Same bin. Ich bin der Verstand der Verständigen und die Herrlichkeit in den Herrlichen." Bhagavad Gita VII, 10. Der Same eines jeden Dinges ist das unsterbliche Wort. (Johannes I, 1 u. 2.)

Oder ein Kraut kann dadurch vor dem Dürr-
werden erneuert werden, dass es grün und
frisch bleibt, oder ein altes Schaf wieder ver-
jüngt werden; denn in der Prima Materia ist
eine solche Kraft, dass sie den Körper, der
aus ihr gewachsen ist, nicht verderben lässt
(so lange sie darin wirksam ist)."[1])

Die „Zubereitung" des Arcanums der Prima
Materia beschreibt Paracelsus allegorisch auf
folgende Art:

„Nimm von der Prima Materia in Flaccum,
lass digerieren in Digestione Resoluta auf einen
Monat. Zu diesem setze hienach die Zugabe
Monarchiae in gleichem Gewicht; lass digerieren in einem auf den andern Monat. Nach
dieser Digestion nimm die Materia und de-

---

[1]) Eine solche Verjüngung oder Erneuerung findet auf
natürliche Art beständig durch die Reïnkarnation oder
Wiederverkörperung statt. Was aber durch die Natur allein
ohne die Hilfe des Menschen geschieht, das kann auf magische Weise durch den zum göttlichen Dasein erwachten
Menschen künstlich vollbracht werden, d. h. er kann den
unsichtbaren Astralkörper, dessen irdische Hülle abgenützt
ist, mit einem neuen sichtbaren Leib bekleiden, wie es
thatsächlich durch H. P. Blavatsky und andere geschehen
und bewiesen worden ist. Da aber nur die Eingeweihten
für das Verständnis dieser Dinge reif sind, so ist es besser,
darüber zu schweigen, damit man den Thoren kein Ärgernis
giebt.

stillier es per — herüber, und was herübergeht
ist das Arcanum Primae Materiae. Und
es soll sich niemand verwundern über den
kurzen Weg und kurzen Begriff; denn das Viele
ist die Quelle von vielem Irrtum."*)

Äusserlich betrachtet, so wie es die „exakte
Wissenschaft" will, ist diese Vorschrift ein Un-
sinn; aber wenn wir bedenken, dass Paracelsus
sagt, dass zum Betriebe der Alchemie keine
äusserlichen Gefässe nötig seien, dass der Mensch
selbst die „Destillierblase" und der „Ofen", und
dass in ihm selber das Feuer und die zu bear-
beitende Materie enthalten ist, so liesse sich
vielleicht das obige alchemistische Rezept ins
moderne Deutsch auf folgende Weise übersetzen:

„Richte dein Gemüt auf das in dir selbst
wirkende göttliche Wesen; lass mit grosser
Entschlossenheit den göttlichen Willen in dir
wirken. Setze hinzu die göttliche Gnade Tag
und Nacht, Monat für Monat, ohne die göttliche
Liebe in dir erkalten zu lassen. Was dann
von deinem sterblichen Teile in das unsterbliche Wesen deines innerlichen Selbsts über-
geht, dies ist das Arcanum Primae Materiae. Wer Gott, den Einen und Ewigen, in

---

*) Archidoxes p. 48.

sich findet, hat alles gefunden; die Vielheit der Erscheinungen aber ist die Quelle des Irrtums."

2. Lapis Philosophorum.

Paracelsus sagt, dass er zwar in der Herstellung des Steines der Weisen noch nicht Vollkommenheit erlangt habe, dass er aber auch darin kein Anfänger sei, und deshalb sein darauf bezügliches Wissen nicht vom Hörensagen oder Lesen, sondern aus seiner eigenen Erfahrung schöpfe.

„Der Lapis Philosophorum durchdringt und erneuert den ganzen Menschen, und ist die Quelle der Gesundheit und des ewigen Lebens. Die Kinder derjenigen, die dieses Mittel gebrauchen, sind hernach von solcher Gesundheit, dass in ihren Körpern bis ins zehnte Geschlecht nichts Unreines oder Krankhaftes mehr ist, und eine edlere Beschaffenheit nicht möglich ist. Es ist eine ausserweltliche Arznei, die den ganzen Körper in ein unzerbrechliches Leben bringt, und nicht allein die Dinge verwandelt, sondern vermehrt ohne Ende, so wie ein Licht das andere anzündet, und dies wieder ein anderes."*)

---

*) So, und nicht anders, ist auch die Wiederverkörperung der Seele nach dem Tode des Körpers zu verstehen.

Es ist aber hier nicht nur von geistigen
Einflüssen, sondern von einem durch dieselben
bewirkten, zwar „geistigen", aber dennoch sub-
stantiellen Wachstum und Entwicklung des
inneren Menschen die Rede, denn „du sollst
wissen, dass nichts so klein ist, dass es ohne
Form bestehen kann; denn alles formiert sich
in seiner eigenen Harmonie, alles wird geboren
und entwickelt sich. Alles wohnt in dem ihm
eigenen ewigen Wesen, aber die Form, in der
es sich entwickelt, ist mit Unwesentlichem be-
haftet, das ihr von der Natur zufällt, und diese
Zufälligkeiten hinwegzuschaffen, damit das reine
Wesen in der Form offenbar wird, dazu ist der
Lapis Philosophorum bestimmt."*)

Es ist somit jedem Okkultisten klar, dass
unter der Zubereitung des Arcanums des
Steines der Weisen nichts anderes gemeint ist,
als die geistige Wiedergeburt, von der es auch
in der Bibel heisst, dass niemand in das Reich
Gottes eingehen könne, es sei denn, dass er
im Geiste Gottes wiedergeboren sei: „Denn
was vom Fleische geboren ist, ist Fleisch, aber
was vom Geiste geboren wird, ist Geist."**)

Paracelsus beschreibt die Bereitung des

---

*) Manuale de Lapide Philosophorum p. 428.
**) Johannes III.

„Steines der Weisen" auf eine allegorische
Weise, die zwar allen, welche darin eigene
Erfahrung besitzen, klar genug ist, dagegen
dem grossen Haufen völlig unverständlich sein
muss, und er hat damit auch vollkommen recht;
denn man soll das Heilige nicht dadurch ent-
weihen, dass man es den „Schweinen, die es in den
Kot treten, und den Hunden, die es zerreissen"
(wozu besonders viele „gelehrte" Kritiker und
kurzsichtige Philosophen gehören) vorwirft:

„Trenne das Reine vom Unreinen, bis es
vollkommene Weisse erlangt; sublimiere es
durch den Salmiak. Setze es in den Pelikan
und lass es einen Monat lang digerieren.
Koaguliere es, bis dass es ein Körper wird, der
nimmer verbrennt, sich nimmer verzehrt und
unverweslich bleibt. Der Leib, welchen es
durchdringt, ist bleibend und unveränderlich,
und nimmt alles niederwertige Wesen hinweg,
im Bewussten und Unbewussten. Wir haben
den Weg in kurzem beschrieben; es ist aber
eine langwierige Arbeit und bedarf eines un-
verdrossenen und wohlerfahrenen Arbeiters,
mit gutem Fleiss."*)

---

*) Archidoxes p. 50. Der „Salmiak" bedeutet die
Bitterkeiten des menschlichen Lebens. Im übrigen überlassen wir dem Leser die Auslegung dieser Allegorie.

„Um aber denjenigen, welche die Wahrheit
lieben, einen nützlichen Wink zu geben, so
sollen sie wissen, dass in dem Mikrokosmus
ein grosses Geheimnis (ein göttlicher Funke),
wie in einer Arche, verschlossen ist, welches
alle Kraft und Tugend enthält, und alle Hinder-
nisse überwältigen kann. Was aber dabei zu
thun ist, davon steht nichts in den Büchern
der Hundeschlächter und Pillenkrämer. Die
Narren wissen nichts von diesem Rezept."*)

3. Mercurius Vitae.

Der Merkur ist das Symbol des Gemütes,
und da in diesem eine höhere und eine niedere
Form des Bewusstseins, eine Region des Denkens und eine über alle Vorstellungen erhabene
Region des direkten Erkennens oder der Erleuchtung unterschieden wird, so reden die
Alchemisten auch von einem „doppelten Mer-

---

*) Wer von göttlichen Dingen nichts weiss, ist deshalb
noch kein Narr, wohl aber derjenige, welcher dieselben
verwirft, und die Wahrheit lästert, ohne sie zu kennen.
Die Geheimnisse der Religion und Alchemie sind nicht
jedermanns Sache und sollten unter denen, die sie zu wür-
digen verstehen, besprochen, nicht aber an die grosse Glocke
gehängt werden. Auch hat schliesslich nicht dasjenige, was
einem gesagt wird, sondern nur was man selber entdeckt
einen wirklichen Wert.

curius", und den „Mercurius aus dem Mercurio
bereiten", bedeutet nichts anderes, als das
Gemüt vom Vergänglichen zum Ewigen zu erheben, und die Vernunft der göttlichen Erleuchtung zu eröffnen. Der Mercurius Vitae
ist diejenige Erkenntnis, aus welcher das ewige
Leben entspringt, und wird deshalb mit Recht
das „Elixir des Lebens" genannt. Die innerliche Erleuchtung durch den heiligen Geist der
Erkenntnis der Wahrheit ist in der That dieser
„Mercurius", welcher das Reine vom Unreinen,
die Wahrheit von der Unwissenheit und dem
Irrtume scheidet, und dem Menschen das wahre
Leben verleiht, indem er ihn über alles Irdische
zum Unvergänglichen erhebt.

„Also wollen wir mit der Ausübung anfangen
und mit den Alchemisten reden, die nicht viel
Schreiberei nötig haben und keine lange Predigt
brauchen. Der Weg zum Mercurius Vitae
ist folgender: Nimm die Essenz des Mercurius,
trenne denselben von allen Überflüssigkeiten
und Unreinigkeiten, sublimiere ihn mit Anti-
monium, so dass sie beide aufsteigen und
eins werden; darnach löse es und koaguliere
es zum vierten Mal, und dann hast du den
Mercurium Vitae, wie wir ihn angezeigt haben." Nach dem, was bereits oben gesagt

wurde, bedarf das Rezept keiner weitern Erklärung. Wenn der Mensch durch die Überwindung des Irrtums zur Vereinigung mit dem Göttlichen gelangt, so offenbart sich ihm die Wahrheit, wie wenn die Sonne aus dem zerteilten Wolkenschleier hervortritt, und der in Wahrheit Erleuchtete ist wie diese Sonne, deren Licht das Heer der Wolken zerstreut. Dieser Mercurius ist das „Wasser des ewigen Lebens", von dem in der Bibel die Rede ist,*) das ewige Leben selbst, die göttliche Weisheit (Theosophia) oder der heilige Geist.

Es ist in den alchemistischen Schriften viel von der Koagulation des Merkurs die Rede. Um zu zeigen, dass wir es hier nicht mit dem Quecksilber zu thun haben, hören wir, was Paracelsus darüber sagt, und schalten zur Erklärung einige Worte ein:

Was von der Koagulation des Merkurs zu halten sei.

„Es ist gar nicht nötig, dass man den Merkur (das eigene Denken) töten oder koagulieren (gedankenlos oder stumpfsinnig sein) soll, und dann erst zu Luna machen (sich der Phan-

---

*) Johannes IV, 13.

tasie hingeben) oder viel Arbeit dazu verwenden mit Sublimieren (Grübeln und Schwärmerei); denn dies ist nur eine Verschwendung von Sol (Lebenskraft) und Luna (Verstand), das in ihm ist. Es ist vielmehr ein anderer näherer Weg, wodurch der Mercurius in ☾ verwandelt (das Gemüt verständig) wird, mit gar kleinen Kosten verbunden, ohne alle Mühe des Koagulierens (d. h. die Erleuchtung tritt durch das Licht der Weisheit von selbst ein, wenn wir es in uns leuchten lassen). Nun möchte ein jeder wohl gerne in den Schriften der Alchemie ein Kunststück angegeben finden, um in kurzer Zeit viel Gold und Silber zu machen, und er hat Verdruss an den vielen anderen Schriften, die ihm nicht gleich klar anzeigen und sagen, wie er es machen soll. Aber da wird er noch lange warten müssen (wenn er es nicht in sich selbst entdeckt). Es ist Gold und Silber (Weisheit und Verstand) durch einen so gar kleinen und geringen Griff zu der Alchemie zu erlangen, dass es gar nicht nötig ist, viel darüber zu schreiben.

„Was aber soll man von den vielen Rezepten sagen und mancherlei Gefässen, Öfen, Gläsern, Scherben, Wassern, Ölen, Salzen, Schwefeln, Spiessglanz, Magnesia, Salpeter, Alaun, Vitriol,

Weinstein, Borax, Atramentum, Auropigment, Arsenik, Bolus, Rotstein, Kalk, Pech, Wachs, Exkremente, Jungfrauenmilch, Bleiweiss, Mennig, Zinnober, vom Präparieren, Putrifizieren, Digerieren, Probieren, Sublimieren, Calcinieren, Solvieren, Koagulieren u. s. w. Alles dies ist vielmehr eine Verhinderung als eine Förderung."

„Was ist denn der rechte Weg, so gar nichts Schweres bedarf, und Gold und Silber erzeugt, das wahr und recht ist, ohne allen Betrug? Wie lange verzeuchst du es zu melden? Antwort: Es ist schon gesagt, und wer es nicht begreifen will, dem ist nicht zu helfen. Es soll auch niemand so unsinnig sein, zu meinen, dass es für jeden leicht zu verstehen sei. Dies soll auch nicht sein. Aber mit dem verborgenen Verstand (der Intuition) ist es zu fassen, und dies ist die Kunst."*)

4. Tinctura Physicorum.

Nach den vorhergehenden Erklärungen wird wohl niemand mehr erwarten, in den Schriften des Paracelsus die Vorschrift zu einem Lebenselixir zu finden, das man sich in der Apotheke machen lassen kann; dennoch ist

---

*) „Coelum Philosophorum" p. 387.

die Tinctura Physicorum, von welcher er
spricht, ein solches Universalmittel, das nicht
nur alle Krankheiten des Leibes und der Seele
heilt, „alles unbequeme Alter und alles was
gegen das gesunde Gemüt ist" hinwegnimmt,
sondern das göttliche Leben selbst ist, das
aber gerade so wie das irdische Leben dem
Menschen nichts nützt, solange er es nur von
ferne betrachtet, und erst dann sein Leben wird,
wenn es in ihm selber erwacht. Wenn es aber
in ihm erwacht, so durchdringt es den ganzen
Leib, „nicht nur einen Teil, sondern alle".

„Nimm das Feuer (der göttlichen Liebe)
und lasse es in der Digestion stehen (nicht
erkalten), solange bis es sich (zum Höchsten)
erhebt, so dass nichts mehr am Boden liegt
und auch keine Materie ersehen werde (d. h.
bis du an nichts Irdischem mehr hängst); darnach nimm die Materie und verschliesse sie
mit dem Siegel der Weisheit, setze das Ganze
an einen ruhigen Ort" u. s. w.*)

Dies ist die Tinktur, wovon die Weisen aller
Länder so viel gelehrt haben, und die doch
nur von wenigen erkannt worden ist. Sie „tingiert Gutes sowohl als Böses", denn sie giebt

---

*) Vergl. Bhagavad Gita VI, 19.

allen Dingen ihre Kraft. Wenn die Sonne auf
einen Acker scheint, so fangen alle in demselben befindlichen Keime zu wachsen an, seien
sie nützlich oder schädlich. Es wachsen sowohl
Rosen als auch Dornen und. Disteln daraus.
So ist es auch, wenn die Sonne des Geistes-
lebens den inneren Menschen zum Leben erweckt. Es kommen dann sowohl seine guten
als auch seine bösen Eigenschaften, die bisher
in ihm latent gelegen haben, zum Vorschein.
Deshalb ist die Tinktur auch als ein „Gift"
bezeichnet, und sollte von niemandem gebraucht
werden, der nicht durch Reinigung dafür reif
geworden ist, und nicht die nötige Kraft der
Unterscheidung und Selbstbeherrschung besitzt,
um der schwarzen Magie zu verfallen. Je nütz-
licher ein Ding ist, wenn es richtig gebraucht
wird, um so grösser ist auch der Schaden, der
durch seinen Missbrauch, sei es bewusst oder
unbewusst, gestiftet werden kann.

„Die Materie der Tinktur ist ein Ding, so
du mich recht auf spagyrisch verstehst, welches
von dreien in ein einziges Wesen durch die
vulkanische Kunst ausgehen oder bleiben mag,
und dass ich dir's mit seinem Namen nach
altem Brauch nenne, so ist's der Rote Löwe,
von vielen genannt und wenigen bekannt.

Dieser kann sich durch der Natur Hilfe und des Alchemisten Kunst in den Weisslichen Adler verwandeln, so dass aus einem zwei werden. Wenn du dies nicht verstehst, so bist du weder von Gott zur Alchemie geboren, noch von der Natur zu den Werken des Vulkans erkoren. Die Materie der Tinktur ist die grösste Perle und der edelste Schatz auf Erden; sie ist die Weisse Lilie der Alchemisten, wonach so viele Philosophen so eifrig gesucht und deren Bereitung doch nicht völlig zustande gebracht haben, weil sie nicht die volle Erkenntnis besassen. Darum sage ich euch: „Nehmt von dem roten Löwen nur das rosenfarbene Blut und von dem Adler nur den weissen Leim, und nachdem ihr dieses zusammengefügt habt, so koaguliert es nach der Alten Prozess, so habt ihr die Tinctura Physicorum, der so viele nachgegangen sind, und die so wenige gefunden haben."*)

*) Tinctura Physicorum p. 369. Der „rote Löwe" ist das Symbol der geistigen Energie; der „weisse Adler" das Symbol des erhabenen Gottesgedankens, die „weisse Lilie" das Symbol der Reinheit der Seele u. s. w. Der geborene Alchemist bedarf keiner weiteren Erklärung; den Unverständigen würde alle weitere Auseinandersetzung nutzlos sein.

„Lass es dir ein Mysterium der Natur
sein, ein Magnale Dei und ein Schatz in
diesem irdischen Jammerthal, ein unansehnliches
Ding (die Persönlichkeit des Menschen) in ein
anderes edleres zu verwandeln, das es vorher
nicht war. Durch diese Kunst wird der äusserliche Körper zerstört, und es entsteht daraus
ein anderer unsterblicher Leib und Wesen.
So du aber diese Kunst lernen willst, so kann
sie dir nicht noch deutlicher beschrieben werden, sondern du musst bei den Alchemisten
in die Schule gehen, damit du den Grad des
Feuers richtig zu erhalten lernst. Dann wirst
du sehen, dass, sobald die Lilie sich im physi-
schen*) Ei erwärmt, sie mit seltsamer Erzeigung
schwärzer wird, als ein Rabe, mit der Zeit
weisser als ein Schwan, und schliesslich röter
als der indische Safran.

Es ist ohne Zweifel das Recht und die

---

*) Das „physische Ei" bedeutet den sichtbaren Körper.
Ausserdem giebt es noch ein „transcendentales Ei", d. h.
die geistige Sphäre oder Aura, die ihn umgiebt. Im menschlichen Körper selbst sind alle Elemente im Keime enthalten,
deren er zu seiner höheren Entwicklung bedarf, und ohne
diesen Körper findet keine Weiterentwicklung statt. Deshalb ist auch die Wiederverkörperung ein notwendiges Übel,
solange der Mensch nicht genug gottähnlich geworden ist,
um in Gott einzugehen und ganz in seiner Liebe zu leben.

Pflicht des Menschen, vermöge seines Intellektes alle Reiche der Natur zu erforschen und die Naturgesetze der Welt, in welcher er lebt, kennen zu lernen; aber dieses Studium ist nicht alles und nicht das Höchste, denn über dieser Kenntnis steht die Erkenntnis Gottes, aus dessen schöpferischer Kraft die ganze Natur mit ihren Gesetzen hervorgegangen ist, und diese Gottes-erkenntnis ist die Erkenntnis des eigenen gött-lichen Selbsts, welche nur durch das eigene göttliche Werden erlangt werden kann. Die Selbsterkenntnis Gottes im Menschen schliesst aber die Kenntnis aller höheren Naturgeheim-nisse in sich ein.

„So du in den alchemistischen Handgriffen erfahren bist, so ist nichts in den Dingen der Natur, das dir nicht durch diese Kunst offenbar werde. Darum gehe der rechten Kunst nach, so wirst du in derselben vollkommene Erkenntnis erlangen."*) Diese Kunst der Alchemie besteht

---

*) Hier drängt sich nun unwillkürlich die Frage auf: „Wenn ein im Geiste Gottes wiedergeborener Mensch, d. h. ein Adept, die ganze Natur mit allen ihren Gesetzen kennt, weshalb muss sich dann die menschliche Wissenschaft ihr Wissen langsam und mühsam erringen, da sie doch von den Adepten in allem unterrichtet werden könnte?" Dies ist eine Frage, welche der Nichterkenntnis des göttlichen We-sens entspringt. Der Unterricht findet beständig statt, denn

darin, den sterblichen Menschen zu einem un-
sterblichen göttlichen Menschen zu machen,
oder, mit anderen Worten, die Gottesnatur des
inneren Menschen im äusseren Menschen offenbar werden zu lassen; denn der innere Mensch
unterscheidet sich vom äussern, wie Gold vom
Blei. Die Natur liefert das Material, und die
göttliche Gnade besorgt den Einfluss der Kraft;
die Aufgabe des Alchemisten aber ist es, die
Bedingungen herzustellen und zu erhalten, unter
denen sich der Baum des göttlichen Lebens
entwickeln kann. Er muss den Garten frei von
Unkraut halten, das Feuer der Liebe nicht erkalten lassen, sein Gemüt läutern und erheben
und mit seinem festen Willen einen Kreis um
sich ziehen, in den nichts Böses eindringen
kann. Dann findet die Entwicklung von selbst
statt. Wenn wir dies erkannt haben, „wie
sollten wir dann von dieser Kunst lassen, die

---

es giebt nichts, das jemals erfunden oder entdeckt werden
könnte, dessen Idee nicht bereits in dem Geiste aus dem
Weltall hervorgegangen ist, und jede Wahrheit wird
offenbar, sobald man sie begreift. Auch hat nur dasjenige
wirklichen Wert, was man selber erringt. Nur durch die
Überwindung des Irrtums gelangt man zur Wahrheit. Wie aber
der Irrtum zu überwinden ist, dies lehren die Schriften der
Weisen, welche aber gerade bei den Gelehrten dieser Welt
die wenigste Beachtung finden; weil diese nur wissen, aber
nicht die zur Ausübung nötige Kraft mühsam erringen wollen.

uns allein den Glauben giebt; denn wir sind nicht gewohnt etwas zu glauben oder zu befolgen, das nicht durch die eigene Erfahrung und Ausübung bewährt werden kann."

Aus alle dem Obigen geht hervor, dass, so wünschenswert und schätzenswert auch das menschliche Wissen ist, es doch noch unendlich viel wichtiger ist, zur göttlichen Weisheit (Theosophie) zu gelangen, als ein grosses aber vergängliches Wissen in seinem Hirnkasten aufzuspeichern; denn wer das Reich Gottes in seinem Innern erlangt, dem fällt auch leicht alles übrige zu, während auch die grösste irdische Gelehrtheit uns dem Reiche Gottes um keinen Schritt näher bringt. Auch werden dem im Geiste Gottes wiedergeborenen Menschen höhere Kräfte zu teil, die der Wissenschaft noch gänzlich unbekannt sind, durch die er aber wunderbare Werke und Heilungen vollbringen kann. Eine solche magische Kraft war den Alchemisten unter dem Namen Electro-Magicon bekannt, und sie entspricht dem "Kundalini" der Indier.

Vom Elektro-Magicon.

Wenn wir das Werk des Abtes Tritheim oder andere· alchemistische Werke, in welchen magische Experimente beschrieben sind, zur Hand nehmen, so finden wir stets, dass zu deren Ausführung das Elektro-Magicon nötig ist. Paracelsus sagt darüber: „In dem Elektro ist eine solche Kraft, die Menschen damit zu versorgen, dass keine höhere und gewissere Medizin in der ganzen Welt kann und wird erfunden werden."*) Auch sagt er, dass es selbst kein Metall sei, dass aber in ihm alle sieben „Metalle" verborgen sind.**) Auch wird wohl schwerlich jemand aus dem Rezepte, welches Paracelsus zur Bereitung des Elektro-Magicum giebt, klug werden, wenn er dieselbe nicht ohnehin schon kennt; denn es heisst darin: „Setze es in ein philosophisches Ei und versiegle es wohl, dass es nicht verriechen kann, lass es im Athanar so lange stehen, bis es sich ohne irgend einen Zusatz von selbst oben auf zu solvieren beginnt, und eine Insel mitten in diesem Meer gesehen wird, welche täglich abnimmt und schliesslich zu Schusterschwärze wird. Diese Schwärze ist der Vogel, welcher bei Nacht ohne Flügel fliegt, den auch der

---

*) „De Lapide Philosophorum".
**) „De Separatione Rerum" p. 314. Die „sieben Metalle" könnten bezeichnet werden als Bewegung, Schall, Wärme, Licht, Kohäsion, Elektrizität und Magnetismus.

erste Himmelsthau durch stetiges Kochen und
Auf- und Niedersteigen in eine Schwärze des
Rabenkopfes verkehrt hat, und welcher hernach
zum Pfauenschwanz wird und darauf Schwanen-
federn bekommt, auch zuletzt die höchste Röte
der ganzen Welt an sich nimmt, welche ein
Zeichen seiner feurigen Natur ist. Solche Bereitung geschieht, nach aller Philosophen Meinung, in einem Geschirr, in einem Ofen, in
einem Feuer, ohne Aufhören des vaporischen
Feuers. Und dann ist solche Medizin himmlisch und vollkommen. Darum lasse dir's ernst
sein; denn dieses Arcanum divinum kann
niemand ohne göttlichen Willen fassen oder
verstehen. So ist auch seine Tugend unendlich
und unaussprechlich, dass Gott hierin erkannt
werde."*)

Wohl möchte hier der Chemiker mit Goethes
Faust ausrufen:

> „Was spricht er uns für Unsinn vor?
> Es wird mir gleich der Kopf zerbrechen.
> Mir scheint, ich hör' ein ganzes Chor
> Von hunderttausend Narren sprechen."

Und die Sache wird dadurch nicht besser,
dass Paracelsus hinzufügt: „Mehr von dem
göttlichen Geheimnis zu schreiben, ist verboten;

---

*) „Manuale de Lapide Philosophorum" p. 433.

denn diese Kunst ist eigentlich Gottes Gabe, weshalb sie auch nicht jedermann verstehen kann. Darum giebt's Gott, wem er will, lässt es sich aber mit Gewalt nicht abnötigen, sondern Gott will allein hierin die Ehre haben. Sein Name sei gelobt in Ewigkeit. Amen!"*)

Wenn der gelehrte Kritiker solchen alchemistischen Vorschriften ihre hohe Bedeutung abspricht, so tritt vor allem die Frage auf, ob er die alchemistischen Geheimnisse kennt; denn ohne diese Kenntnis hat sein Urteil gar keinen Wert. Dass aber der rohe und gemeine Mensch, und wäre er auch noch so klug, die göttlichen Geheimnisse nicht begreifen kann, dafür hat das Gesetz seiner eigenen Natur gesorgt, demgemäss das Niedrige das Erhabene und Edle nicht fassen kann.

Wir haben es in der Alchemie in erster Linie nicht mit physischen, sondern mit geistigen Kräften zu thun. Dass der Geist durch die von ihnen ausgehende Kraft die Materie beherrschen kann, darüber ist kein Zweifel; denn ohne die Kraft des Willens könnte nie-

---

*) Dennoch hat H. P. Blavatsky in der „Geheimlehre" mehr darüber geschrieben, und es als ein magisch-elektrisches Nervenfluidum bezeichnet, das sich mit einer Schnelligkeit von 115000 Meilen in der Sekunde bewegt.

mand einen Schritt gehen, einen Arm emporheben, oder sonst irgend eine willkürliche
Bewegung machen. Allerdings bedarf es der
leitenden Nervensubstanz, um den Willensimpuls
auf die grobe Materie zu übertragen; aber es
ist nicht undenkbar, dass einem Menschen, der
auf eine höhere Stufe der Entwicklung gelangt
ist und dem die Gottheit näher steht, der in
ihm zum Leben erwachte göttliche Funke,
solche magische Kräfte verleiht, dass er auch
ohne körperliche Berührung eine gewisse Herrschaft über die Materie erlangt. Diese magische
Kraft ist das Elektro-Magicon des Paracelsus.
Mehr darüber zu sagen, ist nicht ratsam. Auch
ist die heilige Wahrheit noch niemals in dieser
Welt, wo die Hölle haust, erschienen, ohne auf
öffentlichem Markte feilgeboten, missbraucht,
verspottet, mit Kot beworfen, gepeinigt und
gekreuzigt zu werden. Möge daher auch in
Zukunft jeder wahre Jünger der heiligen Wissenschaft die hohen Geheimnisse, welche ihm durch
das Licht des heiligen Geistes in seinem Innern
offenbar geworden sind, tief in seiner Brust
verschlossen halten, und nur mit denjenigen
darüber sprechen, welche reif geworden sind,
sie zu empfangen.

VI.

Von der Weisheit und ihren Künsten.

Es würde uns zu weit führen und am Ende wenig nützen, uns mit einem Studium der äusserlichen Heilmittel und Rezepte, welche Paracelsus benützte, zu befassen. Chemie, Physik, Physiologie, Anatomie u. s. w. haben seit jener Zeit grosse Fortschritte gemacht, und es handelt sich weniger darum, das System kennen zu lernen, nach welchem Paracelsus kurierte, als vielmehr die Kraft zu erlangen, welche ihn befähigte, auch sogenannte „unheilbare Krankheiten" zu beseitigen; denn ohne die Kenntnis der Kraft nützt uns auch das System nichts, und die Kenntnis der Kraft wird nur durch den Besitz derselben erlangt. Diese Kraft ist die Weisheit, und wenn wir einmal zu der Einsicht gelangt sind, dass die Weisheit nicht eine kraftlose Eigenschaft der Materie, noch etwas Angelerntes, sondern eine geistig göttliche Kraft, ja das göttliche Leben in uns selbst ist, welches sich alles Materielle unterwerfen und es beherrschen kann, so haben wir auch den Schlüssel zum Verständnisse der Schriften von Paracelsus gefunden.

Wie wenige aber sind hierzu reif! Wie wenige unter unsern Gelehrten und Ungelehrten giebt es, in denen nicht das Materielle und Sinnliche den Geist, sondern der Geist das Materielle beherrscht? Wie wenige Menschen giebt es, die zum Bewusstsein der in ihnen schlummernden Gottesnatur gelangt sind, und dadurch die Herrschaft über ihre menschlich-tierische Natur erlangt haben! Giebt es doch zur Erlangung dieser magischen Kraft, welche nicht nur in uns, sondern durch uns auch auf andere wirken kann, keinen andern Weg, als die geistige Wiedergeburt, welche die alltäg-liche Wissenschaft nicht einmal dem Namen nach kennt, die aber dennoch in jedem Menschen, sei es vor oder nach dem Tode des Körpers, stattfinden muss, wenn er nicht der Vernichtung anheimfallen, sondern zum wahren Leben erwachen soll.*) „Niemand kann

---

*) In der Bibel (Johannes III, 4) heisst es: „Wahrlich, ich sage dir, wenn ein Mensch nicht vom Wasser (Ge-danken) und Geiste wiedergeboren wird, so kann er nicht in das Reich Gottes (das Reich der göttlichen, magischen Kräfte) kommen." Die Geheimlehre sagt: „Der Geist des (alltäglichen) Menschen ist nach dem Tode des Körpers wie geblendet, und tritt sehr bald in jenen Zustand ein, den wir als „vordevachanisches Bewusstsein" bezeichnen. Dieser Zustand wird auch die „vordevachanische Schwangerschaftsperiode" genannt. Aus diesem wird die eigentliche geistige Wesenheit geboren, welche man den himmlischen Menschen" nennt, während der tierische Mensch

diese Wunder thun, wenn nicht Gott mit ihm ist." Nicht wer nur viel „studiert", auswendig gelernt und Theorien angesammelt hat, sondern wer schon in diesem Leben zur geistigen Wiedergeburt gelangt ist, der ist im Besitze der Kraft der Weisheit und erlangt die magischen Kräfte (Arcana), vermittelst welcher Paracelsus heilte. Für ihn ergiebt sich die Anwendung dieser Kräfte von selbst, während die eingehendste Erforschung irgend eines Systems niemanden befähigen kann, Kräfte anzuwenden, die er nicht besitzt. Somit giebt es auch in dieser Beziehung kein besseres Mittel, als die Befolgung der Lehre der Bibel, welche sagt: „Suchet vor allem das Reich Gottes (im Innern); dann wird euch alles Übrige gegeben werden."

Um dies noch deutlicher zu erklären, wollen wir einen Blick auf die Lehre der Indier werfen. In dieser wird der im Menschen schlummernde Gottesfunke (das „geheime Feuer" der Alchemisten), die geistig göttliche Lebenskraft „Jiva" genannt. Ihre Abspiegelung ist Prana, d. h. die materielle Lebenskraft, welche sich als

---

mit allen seinen Hirngespinsten und Phantasien als vernunft-lose Larve oder Phantom im Schattenreiche zurückbleibt."

Lebeusthätigkeit in allen Organen äussert.
Allen Äusserungen von Prana, allem Denken,
Empfinden, Wollen, ja auch allen physiologischen Vorgängen liegt eine, wenn auch uns
unbewusste, Ausstrahlung von Jiva zu Grunde.
Wenn aber diese göttliche Kraft in uns zu
unserm Bewusstsein gelangt, so dass wir dieselbe mit Bewusstsein und Erkenntnis verwenden
können, so können wir durch sie Prana in uns
selbst und in andern in Bewegung setzen, und
dadurch magische „Wunder", d. h. Werke,
über die sich die Menschen verwundern, weil
sie deren Gesetze nicht kennen, verrichten.*)

---

*) Der hauptsächlichste Sammelpunkt für diese magische
Kraft ist das Sexualsystem, und es ist daher leicht begreiflich,
dass eine Vergeudung derselben der geistigen Entwicklung
höchst nachteilig ist. Je nach der Ebene, auf welcher
diese Kraft verwendet wird, entsteht aus ihr Willenskraft,
Denkkraft, physische Kraft, die Kraft der Selbstbeherrschung
und geistige Erkenntniskraft. Die Sammlung derselben ist
von grösster Wichtigkeit für den Okkultisten, und ein Fortschritt in dieser Beziehung ohne ein Leben der Keuschheit
in Gedanken, Worten und Handlungen unmöglich. Deshalb
wird sie auch als eine grosse menschliche Tugend betrachtet.
Klöster u. dergl. sollten nicht Zufluchtstätten für Faulenzer
und Retiraden für Träumer, sondern Pflanzschulen für die
geistliche Entfaltung sein, weshalb auch in diesen das Cö-
libat eingeführt ist. Wer das Gebot der Keuschheit nicht
beachtet, der sündigt gegen sich selbst.

Die Weisheit ist aber nicht ein Erzeugnis
des Denkens, denn sonst müsste die Weisheit
des einen Menschen von der eines andern, je
nach der Verschiedenheit ihres Gedanken-
ganges verschieden sein. Der Haufe von
Gelehrtenkram, den ein Mensch angesammelt
hat, ist von dem eines andern verschieden,
aber die Weisheit ist die Selbsterkenntnis der
Wahrheit, und nur eine einzige, weil es nur
eine einzige absolute Wahrheit giebt. Ihre
Erkenntnis ist das Resultat ihrer Offenbarung
im Innern des Menschen. Nach dieser Offenbarung sollte der Arzt streben; alles andere ist
nur Nebensache, wenn auch nicht zu verachten.
Paracelsus sagt:*)

„Wie es nur einen einzigen Kreis giebt,
aus dem alle geometrischen Figuren entspringen, alle Künste in dem einen Können enthalten sind, alle Zahlen aus der Einzahl ab-
geleitet werden, und alle Menschen in der
einen Menschheit inbegriffen sind, so ist auch
die Weisheit nur eine einzige und kein Stückwerk. Man kann unter einer Zahl viel oder
wenig verstehen, aber der Zahlenbegriff ist nur
ein einziger. Also ist auch eine Zahl allein die

---

*) „De Fundamento Sapientiae" p. 415.

Zahl der Weisheit, und keine andere ausser
ihr. Das Wissen allein ist noch kein Können;
aber die Weisheit ist eine Kunst, aus der alle
Künste entspringen. Dieser Künste giebt es
vielerlei; sie sind verschieden ausgeteilt und
nicht alle einem und demselben Menschen zu
eigen. Niemand weiss alles und kann alles,
sondern der eine dies und der andere jenes.
Wie der materielle Mensch aus dem einen
Elemente wächst, das man „Materie" nennt,
so wächst die Weisheit des Menschen aus dem
Geiste der göttlichen Selbsterkenntnis hervor.
Der Birnbaum teilt seine Birnen aus, aber jede
seiner Birnen stammt aus demselben Baum;
keine Birne kann ein vom Baume getrenntes,
für sich allein bestehendes Wachstum haben.
Gleicherweise ist auch alle wahre Weisheit im
Menschen aus Gott und ohne diese göttliche
Kraft ist der Mensch mit allen seinen Künsten
nur ein mehr oder weniger intellektuelles Tier.

„Wer deshalb weise sein will, der muss
vor allem erkennen, aus was für einem Grunde
sein Wissen und Können entspringt; ob es nur
ein Produkt angesammelter Meinungen und
Theorien ist, oder ob es aus der Quelle der
Weisheit kommt; denn es entsteht vieles, das
nicht aus derjenigen Quelle entspringt, aus der

es kommen sollte. Daraus werden viele Ab-
götter, die gross und hoch geachtet werden,
und sind doch im Grunde genommen nichts.
Dieser zeigt sich in dieser Gestalt, jener in
jener, vortrefflich gross, und ist doch nichts;
denn nichts ist aus uns selbst, als der Irrtum;
wir sind nicht unser selbst, sondern Gottes.
Alles was an uns Wahres ist, ist sein und nicht
unser; er hat uns den Leib gemacht, und das
Leben und die Erkenntnis dazu gegeben;
daraus kommen nun alle Dinge."*)

Gott ist der Vater, der persönliche wiedergeborene Mensch der Sohn. „Wer den Vater
erkennt, der erkennt auch den Sohn; denn was
der Sohn hat, das erbt er vom Vater. Darum
ist auch die Weisheit genugsam bei allen Menschen; aber nicht in allen wird sie offenbar.
Alle erben die Weisheit, und keiner kann

---

*) Unter „Gott" ist zunächst das höhere Selbst zu ver-
stehen, die geistige Individualität des Menschen, welche über
die Zustände, die man „Leben" und „Tod" nennt, erhaben ist.
Ihre Weisheit ist das Produkt ihrer in früheren Daseins-
perioden erlebten Erfahrungen; sie unterrichtet den persönlichen Menschen, welchen sie überschattet. Jede Entdeckung
einer Wahrheit, die der persönliche Mensch macht, ist
gleichsam das Entfernen einer Decke, die ihm diese Wahrheit, welche bereits in seinem höheren Selbst vorhanden ist,
verhüllte, und wodurch dieselbe enthüllt und offenbar wird.

sagen, dass er mehr besitze als ein anderer
oder weniger. Die Weisheit ist wohl da, aber
der Fehler ist, dass wir sie nicht achten, nicht
nach demjenigen trachten, das uns zur Weisheit
ermahnt und bringt. Wer schläft, weiss nichts
und denkt an nichts. Wer toll lebt und fau-
lenzt, der ermahnt sich nicht an das, was in
in ihm ist, sondern durch seine Faulheit ver-
säumt er die Arbeit der Weisheit. Alle haben
ein Erbe, und dies ist die Weisheit; einer aber
wuchert mit seiner Erbschaft, ein anderer ver-
gräbt sie, ein dritter lässt sie liegen; ein anderer wendet sie an und gewinnt damit. Je
nachdem wir unser Erbteil anlegen, haben wir
viel oder wenig."

Was aus der Quelle der Weisheit selbst
kommt, ist besser, als was aus Büchern gelernt
oder von Menschen gelehrt wird, denn „der
Vater ist für die Offenbarung der Lehre nütz-
licher als der Sohn; der Sohn hat sie nur von
dem Vater. Wer die reine Wahrheit haben
will, der soll sich nicht mit Hörensagen begnügen, sondern die Weisheit aus dem Vater
selbst schöpfen. Dann ist der Vater offenbar
in der Weisheit und bringt sie an den Tag."

„Was der Vater ist, das ist auch der Sohn
(die Offenbarung im Menschen), und die Person

oder Form hindert nichts daran; denn ich rede von der Weisheit und nicht von der Person. So gross und edel ist der (wiedergeborene) Mensch, dass er Gottes Bildnis trägt und ein Erbe des Reiches Gottes ist. Er steht auf Erden an Gottes Statt, und somit soll er auch Gottes Weisheit (Theosophia) haben."

Aber was den Menschen hindert, zu dieser göttlichen Selbsterkenntnis zu gelangen, ist der Teufel des Egoismus, der Selbstwahn und die Eitelkeit. Dies ist die Schlange, welche die Eva betrogen hat, und wenn uns Christus (in uns) nicht erlösen würde, so könnte kein Mensch jemals zur Seligkeit (d. h. zur Erkenntnis seiner wahren Gottesnatur) gelangen. Wir sind nicht auf Erden, damit wir nur dasjenige betrachten, was der Teufel betrachtet, nämlich seine eigene Hoffart und Glorie, denn sonst sind wir dem Teufel gleich; sondern wir sollen Engel werden und nicht Teufel. Dazu sind wir geschaffen und in die Welt geboren."

„Der Mensch ist als ein leiblicher Engel geboren. Was er zu einem Engel nötig hat, ist ihm mit auf die Welt gegeben. Sündigt er und ist hoffärtig, so wird er nicht vom Himmel gestossen, sondern von der Welt. Tierische Eigenschaften, weltliche Klugheit

u. dergl. gehören dem tierischen Menschen an; aber im Engel im Menschen ist die Weisheit verborgen. Alles wirkliche Lernen ist ein innerliches Erwecken. Wir können von einem Menschen nichts lernen, das nicht schon in uns selbst enthalten ist. Es kann nur in uns erweckt werden. Was im Menschen erweckt wird, das tritt aus ihm hervor; das übrige bleibt im Schlafe. Die höchste Kunst und das höchste Wissen besteht darin, innerlich zu erwachen und die Weisheit zu finden."

Zu den traurigsten Verirrungen der medizinischen Wissenschaft gehören jene Klassen von „Spezialisten", welche nur die Funktionen dieses oder jenes Körperteiles kennen, und keine Kenntnis des Ursprungs der Krankheiten im Gesamtorganismus besitzen. Der Mensch ist nicht aus einzelnen Stücken zusammengesetzt, sondern ein Ganzes, dessen einzelne Teile im Ganzen ihren Ursprung haben, und somit ist auch die Erkenntnis des menschlichen Organismus keine stückweise, sondern ein Ganzes.

„Unsere Weisheit und Kunst sollen ganz sein, wie Gott, aus dem wir sie haben. Wenn wir Weisheit und Kunst besitzen, aber nicht als ein Ganzes, so sind wir nicht Kinder Gottes; denn er zerbricht nichts an unserem Erbteil,

sondern giebt es uns ganz und vollkommen.
Während wir auf Erden sind, sollen wir unsern
Spiegel in Gott haben, damit wir uns als ihm
völlig ähnlich erkennen, so wie ein Kind seinem
Vater ähnlich ist. Wir sehen nichts Zer-
brochenes oder Stückwerk in Gott, und so
sollen auch wir uns als ein Ganzes in Gott
erkennen. Was wir in ihm sehen, ist die Wahrheit und die Gerechtigkeit, und wenn wir diese
erkennen, so sind wir auch Götter und Gott
unser Vater. Dann können wir die Werke des
Vaters vollbringen, weil der Geist und die Kraft
des Vaters sie durch uns vollbringt."

„Die Weisheit, die nicht aus Gott kommt,
hat keinen Wert. Sie ist die trügerische Wissenschaft derjenigen Ärzte, welche sich selbst und
die Welt betrügen, der Juristen, welche sich
mit Lügen ernähren, der Theologen, welche
Dinge predigen und lehren, von denen sie
keine eigene Erfahrung haben. Die Weisheit,
die nicht aus Gott kommt, hat keinen Bestand.
Darum vergehen die Reiche der Welt, die
Anschläge der Menschen, die Statuten zerbrechen, die Menschen hassen einander u. s. w.
Darin aber besteht unsere Weisheit auf Erden,
die von Gott kommt, dass wir gegeneinander
leben wie die Engel im Himmel, denn dann

sind wir auch Engel. Dann unterscheidet uns nichts von den Engeln, als der Besitz eines irdischen Körpers. Dann wissen und können wir, was die Engel wissen und können, und in ihnen ist alle Weisheit und alle Kunst Gottes. Sie sind lauter und rein, und deshalb sind sie erweckt und ohne Schlaf. Der Mensch aber hat den Körper, der schläft (den geistigen Todesschlaf), und somit muss man ihn erwecken." *)

„Die Engel können fliegen, auf dem Wasser gehen, durch Mauern dringen, unsichtbar machen, Krankheiten heilen u. s. w., und im Menschen schlummert die Kraft, durch die er sich gleichmachen kann den Engeln mit ihren Werken. Auch der Teufel (im Menschen) kann solche Dinge, denn er ist ein (gefallener) Engel; aber seine Kunst und Wissenschaft ist nur ein Schein und nichtig (weil sie dem Egoismus und folglich der Täuschung, nicht aber der wahren Erkenntnis entspringt). Er mischt sich in die Nichtauferweckten und führt sie ein in

---

*) Von dieser Erweckung der magischen Kräfte im physischen Körper handelt die Yogalehre. Über die Ausübung derselben hat Paracelsus es unterlassen, etwas zu schreiben, und zwar, wie er sagt, „von wegen den Idioten". Sapienti satis.

seine dumme Kunst, aber den wahren Jüngern
der Weisheit kann er nichts anhaben, denn sie
erkennen den Kern. Der Teufel (im Menschen)
handelt nach seinem eigenen Willen, aber der
Engel (im Menschen) nach dem Willen Gottes,
und er ist Gottes." Um aber nach dem Willen
Gottes handeln zu können, dazu muss der
Wille Gottes in uns zu unserm Bewusstsein
kommen.

„Wie kann ein Narr nach dem Willen Gottes
handeln? Wie kann ein Mensch, der nichts
kann, nach dem Willen Gottes handeln? Narrheit und Dummheit sind gegen den Willen
Gottes. Er will uns nicht als dumme Narren
haben, die nichts wissen und nichts können;
sondern er will uns auferweckt haben in seinen
grossen natürlichen Dingen, auf dass der Teufel
(in uns) sehe, dass wir Gott angehörig und
Engel sind. Auch will er nicht, dass ein
Mensch allein die Weisheit besitze, und die
übrigen sich mit dem, was dieser ihnen sagt,
begnügen sollen, sondern dass jeder selber zur
wahren Erkenntnis gelangen soll. Daran hat Gott
sein Wohlgefallen, dass seine Weisheit in allen
Geschöpfen offenbar werde. Dadurch erkennen
wir, was er ist und wie er uns lieben will.
Die Dummheit und der Unverstand schützen

niemand vor der Verurteilung am Tage des Gerichts."*)

„Wo ist ein Vater, der nicht begehrt, dass sein Sohn ihm gleiche, oder dass sein Kind nicht weniger Glieder am Leibe habe, als er selbst? Er hat uns mit allen seinen göttlichen Fähigkeiten ausgestattet, und wir sollen darnach trachten, dieselben in uns in Kraft treten und offenbar werden zu lassen. Wer daher ein Kind Gottes sein will, der soll davon nicht durch leeres Geschwätz, sondern durch seine Werke Zeugnis geben. Die Natur thut nichts als durch ihr Können, und dieses Können hat Gott in die Natur gelegt. Er will, dass wir den Himmel und die Natur beherrschen, nicht aber von diesen beherrscht werden; er soll über Himmel und Erde erhaben sein; denn was er thut, das thut er aus Gottes Kraft und Kunst. Dies sind die Werke des Engels im Menschen, und in diesem sollen wir leben und trachten, dass all unser Thun und Lassen, Weisheit und Kunst, ausgehe aus Gott."

„Die Erkenntnis des Engels im Menschen

---

*) Die Verurteilung besteht darin, dass jedes Prinzip wieder zu der Quelle zurückkehrt, aus der es geflossen ist. Wenn im Menschen kein Licht ist, so ist in ihm auch nichts vorhanden, was ihn zum Lichte emporheben könnte.

ist aus Gott und unsterblich; der tierische Menschenverstand ist auch (aber nicht direkt) aus Gott; allein er gehört dem Tiere (im Menschen) an, und ist deshalb vergänglich. Der Tod ist für alles, was viehisch ist, nicht aber für das Ewige. Das Vieh ist kein Mensch, sondern nur ein Tier; der (wahre) Mensch ist kein Tier, sondern Gottes Bildnis. Was am Menschen sterblich ist, das gehört dem Tiermenschen an. Der Mensch wird erstehen am jüngsten Tag und wiedererscheinen vor Gott, aber das Tier (in ihm) nicht; denn aus seiner viehischen Vernunft entsteht ein Missgewächs, das kein Mensch ist, sondern ein Vieh. Ein Mensch, der nicht in der Erkenntnis der Wahrheit ein Mensch geworden ist, ist kein Mensch, sondern ein Vieh."*)

Gott ist ein einziger und unteilbar, und deshalb sind auch alle im Geiste Gottes wiedergeborene Menschen in der göttlichen Weisheit alle zusammen nur ein einziger Mensch; die Weisheit ist in allen dieselbe; aber der tierische

---

*) Die wahre Individualität des Menschen liegt in seinen höheren Seelenkräften (Buddhi Manas) und überschattet bei der Reïnkarnation wieder eine neue Persönlichkeit; seine Begierdenform (Kama rupa) geht im „Fegefeuer" (Kama loca) zu Grunde.

Intellekt des Menschen, der kein wahres Licht ist, sondern nur in einer Wiederspiegelung desselben besteht, ist kein Ganzes, sondern zusammengewürfelt, und gleichsam aus den Reflexen verschiedener Lichter zusammengesetzt, die aber alle nicht das wahre Licht sind. Daher zerfällt auch diese Scheinweisheit wieder in sich selbst.

„Was nun den Ursprung der tierischen Vernunft betrifft, so ist der Mensch auch in dieser ein Kind, und alles Tierische in der Welt sein Vater. Als Tier ist er das Kind aller Tiere, die vor ihm geschaffen wurden, und alle Tiere zusammengenommen sein Vater. Alles was keine Weisheit hat, und wäre es noch so gelehrt, ist tierisch und gehört dem Tiere im Menschen an. Sein Verstand ist derselbe wie derjenige der Tiere, und nur insofern von dem letzteren verschieden, als nicht bloss eine Tiergattung, sondern das ganze Tierreich zu seinem Aufbau beigetragen hat. In einzelnen Dingen aber übertrifft die Kunst der Tiere noch immer die des Menschen. Der Vogel übertrifft ihn im Fliegen, der Fisch im Schwimmen, der Hund an Anhänglichkeit, die Spinne im Weben; die Ameise an Fleiss, der Adler im Sehen u. s. w. Verliebt sich ein Mensch in eine andere Person, so steht er deshalb nicht höher als ein Hund, der sich zu seiner Hündin hält; sorgt er für seine Familie, so hat er dies mit allen Tieren gemein, die für ihre Jungen Sorge tragen u. s. w. Der Grund von alledem ist, dass sich der tierische Mensch aus dem Tierreiche entwickelt hat, und nicht das Tier aus dem Menschen."*)

„Tiere lieben und hassen sich untereinander, geradeso wie die Menschen. Manche sind gleich den Menschen neidig, gefrässig, habsüchtig, buhlerisch, gütig, friedfertig, klug, geschickt u. s. w. Aus dem verborgenen Viehgeist erwächst der tierische Verstand mit allen seinen Künsten im Menschen und in den Tieren; weil aber der tierische Mensch noch eine höhere Intelligenz besitzt, so ist er auch fähig, dieselbe zu missbrauchen, und übertrifft alle anderen Tiere an Grausamkeit, Lüge und Teufelei. Unter den Tieren hat jede Gattung ihre eigene Kunst; im Tiermenschen sind alle diese Fähigkeiten, wenn auch nicht ausgebildet, so doch vereint."

„Diese Dinge sind alle viehisch, und der Himmel allein ist des Viehes Herr, diese Kräfte entspringen den Eigenschaften der Natur. Darum

---

*) Hier mag bemerkt werden, dass Paracelsus 300 Jahre vor Darwin gelebt hat.

sagt man von diesem oder jenem Menschen,
er sei geduldig wie ein Schaf, zornig wie ein
Bär, verliebt wie ein Affe, diebisch wie eine
Elster, hoffärtig wie ein Pfau, brummig wie ein
Bär, mörderisch wie ein Tiger u. s. w. Alle die
guten sowohl als die schlimmen tierischen Eigenschaften im Menschen gehören nicht dem eigent-
lichen Menschen, sondern der mit ihm ver-
bundenen Tiernatur an." Darum besteht die
Weisheit des Menschen darin, dass in ihm
seine eigene höhere Natur offenbar wird, damit
er über seine Tiernatur erhaben sei und seiner
Gottesnatur gemäss lebe und handle. Thut er
dies, so wird er der richtige Arzt für Körper
und Seele werden, und es werden in ihm jene
göttlichen Kräfte offenbar werden, die seiner
göttlichen Natur angehören und nach deren
Besitz der tierische Mensch vergebens sucht.

Wir sollten unsern Körper nicht als etwas
uns Gehöriges, mit dem wir nach Belieben
schalten können, sondern als etwas uns Ge-
liehenes und Anvertrautes betrachten und demgemäss handeln. „Die Überzeugung soll ein
für alle male fest in uns sein; dass der Leib
nicht unser ist, sondern Gottes, dass er nicht
für uns, sondern für Gott gemacht ist, nicht zu
unserm Nutzen, sondern zum Nutzen Gottes.

Wenn dem so ist, so muss er auch all sein Wesen von Gott haben, von dem er ist; sein Leben ist Gottes Leben, seine Weisheit Gottes Weisheit, Gott hört und sieht, empfindet, riecht, schmeckt und versteht durch ihn.*) Da nun Gott diesen Leib gemacht hat, so sollen wir auch wissen, zu welchem Zwecke er ihn uns gegeben hat, zum Fressen und Saufen und zur Unzucht, oder dass wir in ihm sollen gottähnlich und vollkommen werden. In unserm materiellen Körper sind die Keime zur Entwicklung aller göttlichen Kräfte enthalten. Auch das Tier darin und der Teufel (die Bosheit) streiten sich um die Herrschaft über denselben. Darum soll der Mensch wissen, wer und was und warum er sei, auf dass er darnach trachte, aus Gott all seine Macht zu nehmen."

„Diese Erkenntnis der uns innewohnenden Gottesnatur ist die göttliche Weisheit (Theosophie); was aber diese Weisheit an sich selbst ist, so kann man nur sagen, sie ist eine ewige Freude.**) „Niemand kann die Weisheit begreifen, als wer sie kennt, und niemand kennt sie, als derjenige, in dem sie sich offenbart. Der Weise

---

*) Vergl. Sankaracharya, „Tattwa Bodha" p. 14.
**) Ib. Satchitanandam, Daseins-Erkenntnis-Seligkeit.

erkennt sie dadurch, dass er selbst (in seinem wahren Selbst) diese Weisheit ist, und er sich selber in ihr erkennt. Sie ist aber ein Ganzes und unteilbar; an ihr selbst ist nichts zu verteilen, ebensowenig als an Gott. Sie gehört Gott an und ist der Vater aller Künste, und der Vater vermag alles durch seine Weisheit und Macht. So wie der Vater der Weisheit vollkommen ist, so soll auch der Sohn durch den Vater vollkommen und in ihm die Weisheit Gottes offenbar werden. Wäre der Mensch nicht geschaffen, wer wüsste dann von der Weisheit Gottes und seiner Macht und anderen göttlichen Dingen? Selbst die Engel im Himmel kannten sie nicht. Aber durch die Schöpfung kam die Weisheit und Macht Gottes, wer Gott ist und was sein Wesen ist, an den Tag. Die Kreatur hat in Gott ihre Zahl. Die Offenbarung von Gottes Weisheit und Macht geschieht durch den Sohn. In ihm ist das Wesen des Vaters, und er lernt nicht allein, sondern sie beide lernen, und der Lehrer ist der heilige Geist."

Da die göttliche Weisheit und Vollkommenheit unteilbar ist und alles umfasst, so ist es klar, dass sich kein in Zeit und Raum beschränkter Geist dieselbe ganz oder ein Stück davon aneignen kann. Wer zur göttlichen

Weisheit gelangen will, muss durch das Aufgeben seiner angenommenen Selbstheit die Fähigkeit erlangen, als ein Werkzeug zu ihrer Offenbarung zu dienen, was nur in der Kraft des heiligen Geistes, d. h. im Geiste der wahren Selbsterkenntnis geschehen kann. Der beschränkte Menschenverstand des Kopfes kann das Unendliche und Grenzenlose nicht fassen; wohl aber ist selbst das kleinste Herz gross genug, es zu empfinden, durch die Kraft der Liebe die ganze Welt zu umfassen und bis zum Herzen Gottes zu dringen. Somit ist auch der erste Schritt zur ärztlichen Weisheit die Überwindung des Selbstwahns und das Erwachen des Gottesbewusstseins in der Kraft der göttlichen Liebe, durch welche der Mensch sich selbst als die göttliche Einheit in allen Geschöpfen erkennt.

SE**V**ERUS
Verlag

Ebenfalls im SEVERUS Verlag erhältlich:

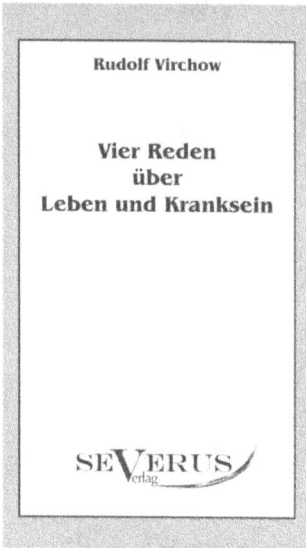

Rudolf Virchow

Vier Reden über Leben und Kranksein
SEVERUS 2010 / 268 S. / 19,50 Euro
ISBN 978-3-942382-63-2

Rudolf Virchow

Vier Reden
über
Leben und Kranksein

SE**V**ERUS
Verlag

Rudolf Virchow (1821 – 1902), Mediziner und Anthropologe, war Inhaber des ersten Lehrstuhls für pathologische Anatomie in Deutschland und viele Jahre Leiter des pathologischen Instituts der Berliner Charité.
Zeit seines Lebens setzte er sich stark für die Herausbildung einer allgemeinen gesundheitlichen Grundversorgung und die öffentlichen Hygienebedingungen ein. Dieses Engagements führte schließlich zur Errichtung von Berlins erster moderner Kanalisation.

Das vorliegende Werk präsentiert vier Vorträge Virchows, die allesamt auf der Entstehung einer einzelnen Zelle aufbauen und komplexe biologische Prozesse wie die Atmung und den Blutkreislauf detailliert und verständlich darstellen. Seine berühmte Lehre der Zellularpathologie wird eindrucksvoll an dem Beispiel von Fiebererkrankungen demonstriert: Der Leser erhält einen Einblick darin, wodurch Fieber entsteht und wie dieser Erscheinung im Altertum mit Hilfe verschiedener Gottesvorstellungen und Heilungsmethoden begegnet wurde.

www.severus-verlag.de

Ebenfalls im SEVERUS Verlag erhältlich:

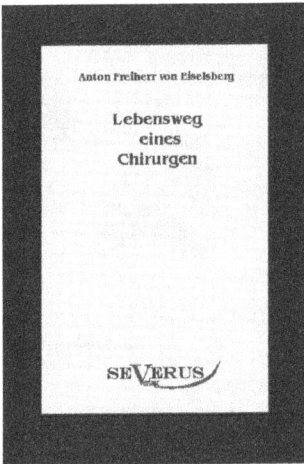

Anton Freiherr von Eiselsberg
Lebensweg eines Chirurgen
SEVERUS 2010 / 580 S./ 39,50 Euro
ISBN 978-3-942382-27-4

Die Memoiren des Anton von Eiselsberg (1860-1939) sind mehr als bloße Autobiographie; vielmehr bieten sie anschauliche Eindrücke der Gesellschaft und der Medizin des frühen 20. Jahrhunderts. Mit viel Liebe zum Detail und einem reichen Vorrat pointierter Anekdoten schildert Eiselsberg seinen eigenen Werdegang, an dessen Ende einer der einflußreichsten Chirurgen Österreichs und einer der Begründer der Unfall- und der Neurochirurgie steht. Diesen unterhaltsamen Passagen stehen allerdings die erschütternden Erfahrungen gegenüber, die Eiselsberg während des 1. Weltkrieges als Frontarzt machen mußte und die ihn nachhaltig prägten. In seiner medizinischen Praxis wie auch in seiner Forschung und Lehre standen immer das Wohl des Patienten und die Minimierung von Leid im Vordergrund; Ziele, für die Eiselsberg auch bereit war, unkonventionelle Wege zu gehen und so neue medizinische Standards zu setzen.

www.severus-verlag.de

SE**V**ERUS
verlag

Vier Reden über Leben und Kranksein * **Wernher, Adolf** Die Bestattung der Toten in Bezug auf Hygiene, geschichtliche Entwicklung und gesetzliche Bestimmungen * **Weygandt, Wilhelm** Abnorme Charaktere in der dramatischen Literatur. Shakespeare - Goethe - Ibsen - Gerhart Hauptmann * **Wlassak, Moriz** Zum römischen Provinzialprozeß